シリコンバレー式
自分を変える
最強の食事

THE BULLETPROOF DIET

LOSE UP TO A POUND A DAY, RECLAIM ENERGY AND FOCUS,
UPGRADE YOUR LIFE

デイヴ・アスプリー
栗原百代［訳］
Dave Asprey / Momoyo Kurihara

ダイヤモンド社

THE BULLETPROOF DIET

by

Dave Asprey

Published by arrangement with Rodale, Inc., Emmaus, PA, USA
through Tuttle-Mori Agency, Inc., Tokyo

はじめに
痩せてIQがアップする食事

かれこれ20年ほども前のこと、僕はシリコンバレーの億万長者になりたての若き企業家だった。しかし輝かしい人生のはずが、一つだけ問題があった――僕はすごく太っていて、体重が140キロに達しようとしていた。

18カ月間ぶっとおしで摂取カロリーを1日1500～1800キロに制限し、週6日、毎日90分の運動に励んだ。持ち前の起業心と意志力をひたすら減量へと傾け、たくましくはなったものの、ぜい肉はどうにも落ちてくれない。

30歳になるころには、急性のトロンビン由来の血小板凝集《ぎょうしゅう》を発症し、すでに2期に入っていると診断された。僕の血液はドロドロだったわけだ。主治医は、いつとは言えないが遠くない将来、僕は脳卒中か心臓発作で死ぬだろうと宣告した。

キャリアの成功を果たしながらも四六時中ひどい気分だったせいで、実感もわかなかった。いつも疲れぎみで、ストレスで消耗していて、副鼻腔炎《ふくびくうえん》と咽頭炎《いんとうえん》がずっと治らない。だから頭がボーッとして、何かに集中することもできない。

創業したての会社で働くかたわら、ペンシルヴェニア大学ウォートン校でMBA取得を目指していたときのテストの成績はさんざんだった。いくつかはきちんと正解できるが、その後は精いっぱい努力しても必ずうっかり間違いをしてしまう。どうやら自分の脳には思いどおりにならない部分があるらしい。集中法は心得ているはずなのに、本気を出しても集中できないのだ。

僕は自分の体を「ハック」することにした

恐ろしいことだった。デブだけでも悪いのにおまけにバカとなれば、大好きな仕事をして暮らしてはいけない。これをきっかけに僕は最新の脳撮像技術について調べ、当時はまだ賛否の分かれていた単一光子放射断層撮影（SPECT）を受けて、自分の脳が聞き分けがないわけを突き止めようとした。

シリコンバレー・ブレインイメージング社の予約日。まずは、放射性造影剤（糖）を注射された。脳が糖を使った段階で、放射性トレーサーが脳の働きを表示する。前頭前皮質——最も新しく進化した最も高等な脳の部分——は、集中しようとしたときに、ほとんど活動が見られなかった。人生の盛りのはずの時期に、僕は健康を失うばかりか、脳の基本「ハードウェア」が故障しつつあったのだ。

最悪なのは、なぜそんなことになっているのか皆目わからなかったことだ。だって、主治医の先生やメジャーな医療関係者から、こうしなさいと言われたことは全部きちんとやっていたのだから。

僕は自然科学の世界に生まれ育ち、そこから自分なりの問題解決法をつくりあげてきた。祖父母はマンハッタン計画で出会っていて、祖母は、原子力科学の業績により権威ある功労賞を授与された立派な科学者だった。

自分用のコンピュータを8歳で与えられた僕もまた、40代にしてＩＴ経験が30年以上の数少ない一人で、大学時代にはＡＩ（人工知能）の一分野である意思決定支援システムを専攻した。科学とテクノロジーの力は、物心つくころから人生の一部だった。だから健康とキャリアの危機に直面したとき、このパワーを、答えを見つけることに振り向けた。

僕はインターネット草創期のイノベーター（つまりハッカー）であり、ウォートン・スクールに通学しだす前は、シリコンバレーのカリフォルニア大学の公開講座で授業をもっていた。１９９７〜２００２年、地元のエンジニアにインターネットの扱い方を教えたのだ。

これはつとに知られるとおり、当時はとても困難なことだった。というのもエンジニアは医療従事者と同様に、自分が扱っているシステムに関するデータについてすべてを知りたがるが、あいにくそれは無理だったから。

インターネットは、関連のすべての部分がどうなっているかを確かめる余裕がなくても流れに任せざるをえないことが多い。この点で、人体とネットは大差がない。どちらも膨大な数のデータが見当たらなかったり、誤解されていたり、隠れていたりする複雑なシステムだ。自分の体をそんなふうに見るうちに、ふと気づいた。コンピュータのシステムやネットを改良《ハック》するときと同じテクニックを使えば、自分の生態をハックできるようになるんじゃないか、と。

脳施設からチベットの奥地まで、世界のダイエットを研究

これを大きな転機として僕は「バイオハック」を、つまり「テクノロジーを利して体の内外の環境を変え、望むとおりに動くようコントロールする技術」を追求しだしたのだ。**自分の健康をモニターして、気分に、見た目に、仕事ぶりに、人間関係や全般的な幸福にも影響している、隠れた変動要素を見つけ出す**のだと思うと、ぞくぞくした。

コンピュータのハッカーは、システムをじっくりと調べ、乗っ取るのに使えそうな小さな穴を一つ見つけ出しにかかる。そしてたいていは侵入できる穴が見つかるまで、可能性のある割れ目を一つまた一つと試していく。

バイオハックを機能させているのも同じプロセスだ。僕は自分の身体的データを測定し、自分の体で実験して周辺のトラブルシューティングを図り、パフォーマンスに何が影響しているのかを観察していった。血液検査を行ない、副腎《ふくじん》ホルモン検査でストレスレベルを測った。結果がまとまってから、脳機能回復の薬を服用し、サプリメントを摂取し、数え切れないほどのダイエットを試して、どれが効くか、どれが効かないか、それはなぜなのかを確かめていった。

僕はカナダの森に隠されたブレインハックの非公開施設を、アンデス山脈のスピリチュアルな営みを、チベットの人里離れた僧院を、探索していった。

自宅のオフィスに脳電図（ＥＥＧ）監視装置を設置し、心拍数変化というバイオフィードバック技法を用いる資格を得て、自分の神経系ストレス応答を制御する方法を学んだ。

こうしたテクニックを駆使して自分の脳を熟知するにしたがい、実際口にしたものが体の生態と思考に直接影響することが明らかになった。生態しだいで頭脳と肉体のパフォーマンスも変わる。**これらの装置でモニターして、頭脳のパフォーマンスをどの食品が高め、どの食品が台なしにするかを特定できた。**

これが「完全無欠《ブレットプルーフ》ダイエット」の始まりだ。さまざまな条件で実験をし、フィードバックを関連づけ、蓄積された入手可能な研究論文を読んでいくことで、減量、空腹感、エネルギーレベルに対して、炎症、毒素、ホルモン、神経伝達物質、腸内バクテリアその他の多くの要因が果たしている複雑な役割が見えてきた。

こうした発見の多くは、世に出ない研究誌に載ったきりで広く利用されてこなかったものであり、僕自身の緻密な観察と、他のバイオハッカーに共有された観察の結果でもある。

得られた発見は意外だったが、おかげで**1日0・5キロずつ減量でき、前より元気になったうえ、パフォーマンス、回復力、集中力が驚異的にアップした。**僕は体と脳にきちんとエネルギーを届ける方法を、また同じくらい重要なことに、機能を阻害するものを人生から取り除く方法を学んだのだ。

低炭水化物、低カロリー、菜食主義……いったい何が正しい？

僕が自分で調べて、試した結果はとても直感に反したものだったので、はじめは自分にしか通用しないデータなのかと思っていた。食品に対する生化学的な反応が、自分は人とは違うんじゃないか、と。だが、発見を教えてあげた友人や家族もみるみる体重を減らし、同時に集中力も意志力もアップさせるのを見て、これは大発見だと悟ったというわけだ。

さあ、今度はあなたが、僕の長年の研究実験の成果の恩恵を得てほしい。完全無欠ダイエットを実行することで、痩せられるし、パフォーマンス全般を改善できるし、エネルギーと回復力の向上によって人生の勝ち組になれるだろう。僕はもう10年以上も50キロの減量を維持し、腹筋をますます立派にする一方で、生物学的年齢を若返らせ、免疫系の質を高めている。40代の僕は20代のころより本当に元気だし、あなたもそうなるはずだ。

じつのところ、僕は50キロ減量したといっているが、もっとずっとたくさん減らしている。というのも、新しいダイエットを試すたびに大幅に減量しながら、その後リバウンドで前よりかえって体重を増やしてきたからだ。そうやって次のダイエットを試し、減量し、リバウンド、をくり返した。

低カロリー、高タンパク質、低脂肪、液体ダイエット、ゾーンダイエット（炭水化物：タンパク質：脂質＝4：3：3）、アトキンスダイエット（超低炭水化物）まで――すべて試し、ほぼ1年間ビーガン（純粋菜食主義）生食法に費やしもした。このサイクルは何年もつづき、**僕は体重を減らしては増やしながら、その間ずっとそれぞれのダイエットが自分のエネルギーに、気分に、食欲に与える影響をモニターしつづけた。**

あなたも体重に悩みがあるなら身に覚えがあるのでは？

心の底では、何度ダイエットに挑戦しようとも、いつかは自制心が切れ、ダイエットから「脱落」して、禁断のピザをやましい気分で口にしてしまい、どうせまた必要になるだろうと思って、クロゼットに「デブ用」ジーンズを隠しているのでは？　僕のデブ用ジーンズは何年ものあいだ、僕がまた失敗するのを手ぐすね引いて待っていた。サイズは、ウエスト117センチ。

僕は完全無欠ダイエットを考案してはじめて、やっと、このジーンズと永久におさらばでき、**意志の力を使わなくても食べすぎない**ようになった。さあ、あなたも張り切って体重を減らし、潜在能力をフルに発揮できるようになって、デブ用ジーンズを捨て去ろう。

30万ドル以上を費やしてわかったこと

この本を手に取ったあなたは、きっとただ何キロか痩せたいだけじゃないはずだ。

人生はストレスでいっぱいだ。あなたは、もっと仕事の要領をよくしつつ、気分は上々で、もっとおいしい食事ができて、楽チンで継続可能なダイエットを望んでいるだろう。

こんなことはないだろうか。あなたは仕事の契約を取り付けようとしているが、子供が病気で一晩じゅう起きていて、翌朝には職場で集中しなくちゃならないとか、ここ数日は食べたい欲求と闘いながらてんてこまいしているというのに、面倒な問題の新しい解決法を見つけなくてはならない、とか。

あなたも僕と同じ人生を生きているなら、日々、大変な離れ業《わざ》をこなしているだろう。さもなくとも、そう望んではいるはずだ。病気だったり、疲れていたり、太っていたり、弱っているように見えても、実際にそうであってはいけないのだ。

この世界はペースが速すぎて、あまりに多くの人々が、反応が鈍かったり混乱したり、もっと見た目も中身も仕事ぶりもよくありたいのに、どうすればいいのか、なぜそうならないのかわからず、時間を無駄に費やしている。そしてただ「自分には意志の力が足りないから」「頑張りが足りないから」と思っている。

完全無欠ダイエットは、こうしたことの解毒剤だ。これは、ただ手っとり早く体重を減らし、気分爽快になるためのものじゃない。心身を内面から向上させると同時に、高ストレスで野心的でハイパフォーマンスの人がしばしば抱く罪悪感と炎症を抑えるための指針である。

完全無欠ダイエットでは、罪悪感は過去のことだ。たいていの人は食物への渇望がこみあげるとやましい気分になるが、**バイオハッカーは、そんな気分にさせた環境上の誘因を探っていく**。完全無欠ダイエットは、この潜在的な原因を取り除き、あなたが二度と食べ物のことで気がとがめて時間をつぶさないで済むようにしてくれる。

僕の個人的な経験を裏づけているのは、シリコンバレー保健研究所の所長、理事長、理事としてアンチエイジングの分野を牽引《けんいん》してきた10年間だ。

１００人以上の一流の医療従事者、研究者と対談する機会をもち、また、健康系でランキング1位の僕のポッドキャストと全米放送のラジオ番組「完全無欠ラジオ《ブレットプルーフ》」で、１００人以上の一流の人的パフォーマンス専門家から話を聞いた。**本書は、そんなエキスパートから引き出した知識と、僕が30万ドル以上を費やして、自分で実験したバイオハックの結果にもとづいている。**

あなたにとって「完全無欠である」とはどういうことだろうか？

睡眠時間が短くてもエネルギーにあふれ、最小限の運動で減量できることか、あるいは生まれて初めて頭の中の電球が灯り、ついに史上最高にパワフルで冴えている自分を感じられることかもしれない。

もう空腹やエネルギー切れや食物への渇望に気を散らされなくなったなら、どれほどのことが可能になるだろう？　あなたがスーパースターであれ、企業家であれ、短時間に多くをこなさなきゃならない多忙なパパやママであれ、これこそ問題解決のチャンスだ。

本文中には、僕はどう完全無欠ダイエットを活かしてきたかを示す、個人的な話やエピソードをちりばめてあるが、あなたが自分なりにアレンジして実践できるようになったら、まったく無視していただいてかまわない。

どうか、「自分の感覚がいちばん大事であること」を、「僕も含めて誰かに効くことがあなたにぴったりの方法とは限らないこと」を、お忘れなく。ただし、中心となる原理は同じだ！

IQは「食べ物」しだいで変わっていく

完全無欠ダイエットの恩恵を受けたのは、僕だけじゃない。僕はコンサルティングを通じて、セレブリティ、スポーツ選手、起業家、CEO、プロのポーカープレーヤー、ヘッジファンドのマネジャーなど、ちょっとだけパフォーマンスを高めることが勝敗を分ける分野で彼らが超一流の仕事ができるよう、お手伝いしている。

優秀なアスリート、ボディビルダー、ハリウッドスター、人気アーティストも、完璧なルックスを手に入れ、究極の集中力とエネルギーを発揮するために完全無欠ダイエットに頼っている。オンラインでは5万人を超える人々が完全無欠ダイエットの原則を利用して、僕と僕のクライアントたちが経験したのと同じように、**人生を変えるほどの減量とパフォーマンス向上を実現し、目覚ましい成果をあげている。**驚異的なエネルギーレベル、知力アップとともに、かなりの期間にわたって1日0・5キロのペースで減量を達成している。

あなたは自分の食べるものが心身のパフォーマンスにとても大きく影響していることに

驚くかもしれない。僕も最初はそうだった。だが実際、自分の体をきちんとコントロールして望みどおりの結果を出したいとき、食事以上に影響力の大きい要素はない。

運動も食事と比べると、たいしたことはない。大げさに聞こえるかもしれないが、**あなたの食べるものはあなたの体重のみならず、IQ（知能指数）、ストレスレベル、病気の危険、パフォーマンス、老化、そして意志力までの基礎なのだ。**

あなたはあなたが食べるもの、ということだ。

食卓にあげるものの選択を変えるだけで、こんなにも多方面のことが改善されるなんて、信じられないだろうか。だが完全無欠ダイエットを実践していけば、わずか2週間以内に答えが出る。そのあいだにあなたはお腹を空かすことなく、毎日0・5キロ体重を減らしていくだろう。

みごと完全無欠になり、つねにハイパフォーマンスの状態で生きていく準備はできているだろうか？　では、始めよう。

シリコンバレー式自分を変える最強の食事　目次

Contents

Chapter 1

あなたの食事をバイオハック！
減量と人生のアップグレードをする方法

Chapter 2

その習慣でいいの？ 思いがけないデブ、ヘタレ、バカの原因

Contents

Chapter 3

カロリー計算をやめて、もっと脂肪を食べよう

脳は脂肪でできている

Chapter 4

同じものでも「食べる時間」で毒になる
なぜ朝、ヨーグルトを食べると太るのか？

Contents

Chapter 7

ハイパフォーマンス・モードを「オン」にする
人が「最も健康になる」食べ方

Chapter 8

完全無欠ダイエット・ロードマップ
楽しく進める「オシャレ地帯」編

Contents

Chapter 9

完全無欠ダイエット・ロードマップ
少し気をつけたい「怪しげな地帯」編

Chapter 10

完全無欠ダイエット・ロードマップ
慎重に動くべき「危険地帯」編

Contents

Chapter 11

ゆでれば「薬」になり、あぶれば「毒」になる

栄養は調理しだいで変幻自在

Chapter 12

空腹知らずで、「1日0・5キロ」痩せる

人生が劇的に変わる2週間プログラム

Chapter 13

生涯「完全無欠」宣言

本文中の（　）は原注を、〔　〕は訳注を表す。
＊は参考資料があることを示す。

Chapter 1

あなたの食事をバイオハック!

減量と人生のアップグレードをする方法

僕はまだ太っていたころ、朝、起きたら手にまったく力が入らない日があった。鏡を見ると顔全体が腫《は》れぼったく、あごの輪郭がむくんでいる。二重あごのうえ、もっと恥ずかしいことには男のくせにおっぱいが日ごとに大きくなり、カップサイズが変わったりもする。たしかにどれも太りすぎの症状だが、日によって重症になったり軽症になったりする理由がわからない。ほんの2~3日で体重が何キロも増減し、胴まわりにスペアタイヤほどの巨大なぜい肉がつくことさえあった。

こうしたことに気づいた僕は、自分の環境にある原因を突き止めようと考えた。頭の中の声がしつこく問いかける。「もし何か手の力を弱らせている原因があるとしたら、それはほかにどんな症状を起こしている？」

原因を調べていくうちにわかった。弱った手、スペアタイヤ、二重あご、むくんだ肌、男のおっぱいを引き起こしていたのは脂肪ではなかった――**これらは炎症のせいだった**（もっとも、炎症の下に脂肪がたっぷり隠れてはいたけれど）。アンチエイジングのバイオハッカーである僕は、炎症が老化の主な原因というのは知っていたものの、自分の生態に起こっている他のほぼすべても炎症に関係していたとは気づいていなかった。

何年も前から、ちょっと歩くだけで足にまめができることがしょっちゅうで、ＭＢＡの講座を取っていた学校は家からほんの４００メートルの距離なのに、まめをこしらえて足を引きずって教室に現われる日もあったほどだった。

あなたのパフォーマンスを下げるものの正体

調べてみたところ、まめができるのは慢性炎症の徴候だとわかった。頭がボーッとしている――言葉が出てこない、何かを思い出すのに時間がかかる――のは脳の炎症のせいかもしれない。長年わからずにいた心身の不調の手がかりがどうやら見つかったようだった。そしてついに炎症をハックしたとき、人生で初めて足にまめをこしらえずにネパールとチベットのヒマラヤ山脈をトレッキングでき、頭の働きも良くなったのだ。

炎症は、病原体、毒素、ストレス、外傷への体の自然な反応だ。ストレスを加えるものがあるとき、体は自ら治ろうとして腫れ上がる。炎症は適切な組織回復に必要なのだ。バーベルを持ち上げたあとは体にいい炎症が起こって、負荷を与えられた筋肉を回復させるし、手を切って血が出たときには白血球が集まってきて、傷を治す。これは急性炎症と呼ばれ、ケガや打撲をしたときにあなたも目にしてきたはずの体が腫れる様子のことだ。

深刻な問題を引き起こすのは、炎症が慢性化した(何カ月も何年もつづく)ときである。想像してみてほしい。ひざの手術や歯の根管《こんかん》治療をしたあとに、腫れやむくみが治まらなかったら? 過度の炎症を抱えていては元気に見えないし、実際、元気ではいられない。むしろとても危険なことだ。

調査研究の結果、多くの病気の中心には高度の炎症があることが何度も示されてきた。心疾患《しんしっかん》、がん、糖尿病はアメリカの全死因の70%近くを占めるが、これらの病気すべてに共通しているのが炎症だ。[*1][*2] また炎症は、多くの自己免疫病や一部の精神衛生上の問題ともつながっている。[*3]

僕もそうだったが、自分では炎症の症状をあまり感じていなくても、脳は体のどの部位の炎症にもきわめて敏感で集中力を弱められてしまうから、炎症を放っておくと、体の痛みや不調を感じだすよりずっと前に、頭のキレが鈍る。そう、ぼんやり頭と、いつものむくみにいますぐ対処すべき理由は、これらがその先のもっと深刻な問題の危険信号だからなのだ。

加工食品のせいで脳がうまく働かない

さて、炎症が身体的パフォーマンスを制限し、精神的パフォーマンスも落としているのはわかった。だが、こうした炎症を起こしているものは何なのか？

炎症の原因を勉強しはじめた僕は、「アンチニュートリエント」（反栄養素。栄養阻害物質）についての膨大な研究を見つけた。ごくふつうの食品におびただしい数が含有されている、慢性炎症の原因とおぼしき物質だ。腸を刺激して免疫系を発動させ、体の回復や解毒システムを損なう。

体はそれでケガをしたように反応し、傷を治そうと炎症を起こす。そしてもっと悪いことには、腸の内壁が炎症を起こすと、未消化の食物片や細菌に血流への侵入を許してしまい、体がその異物を攻撃しようとして、さらに多様な炎症反応が生じる。

残念ながら、炎症の要因となる加工食品を大量に含んだ洋食中心の人はほとんどがそうなのだが、この反栄養素のせいで継続的に腸にダメージを負っていると、体はそれを敵と見なして絶えず反応を起こし、炎症性の「サイトカイン」という微細なタンパク質性因子を血中に放出する。それは最後には脳に達する。**脳は炎症を生じると不機嫌に、低パフォ**

ーマンスになり、自分では望んでいなくてもあなたをバカのように振る舞わせる。

野菜がもっている「自然な毒」

反栄養素は毎日の体調に、あなたが想像しているよりずっと大きな影響を及ぼしている。何であれ達成しようとしていることから気をそらしたり、重度の食物への渇望のもとになり、体内の栄養素を奪ってホルモンの機能を妨《さまた》げ、時間の経過とともにさまざまな体のシステムを弱め、徐々に働きを鈍らせる。反栄養素摂取の多さや遺伝によっては、自己免疫反応が出るかもしれない。こうなると、免疫系が体の重要なシステムを攻撃して、体がいっそう大きなダメージを受けることになる。*4

大切なのは、反栄養素を含む食品はなるべく摂らないで、免疫系を刺激する食品は完全に避けて、免疫反応を抑制することだ。

たいていの人は食品に添加されていそうな保存料、農薬、着色剤など、反栄養素の一形態である毒素には注意しているのに、これらが食物への渇望をかきたて、脳のパフォーマンスを低下させることを理解している人はほとんどいない。日常生活に隠れている「自然由来の反栄養素」のことをわかっている人は、さらにわずかしかいない。

この毒素は、植物および植物製品の栽培や貯蔵中に形成されるもので、その主な機能は、植物が繁殖するために動物、昆虫や微生物、菌類に食べられないようにすること。そう、植物は、僕らが食べるために進化したんじゃない。僕らに食べられないために、複雑な防御システムを発展させてきたのだ！

このような栄養学上の地雷を避ければ、心身とも最高に機能させることができ、完璧なハイパフォーマンス状態を実感できるだろう。誤解のないようにいうと、人類は何世代にもわたって、反栄養素を多分に含む食品を摂っても生き残ってきた。しかし、「完全無欠ダイエット」の目的は、生き残るだけでなく、「繁栄」することなのだ。

自然由来の反栄養素の主なものには、レクチン、フィチン酸、シュウ酸、カビ毒（マイコトキシン）がある。

ナス科が頭痛、関節痛を起こす――レクチン

レクチンはタンパク質の一種で、細胞膜を覆った糖質と結合することで、小腸の代謝を阻害したり、腸絨毛《じゅうもう》（小腸の内表面にある栄養を吸収する指状《しじょう》突起）や関節に損傷を与えることがある。レクチンの種類は数千にのぼり、幅広い生物種に存在する。すべてが有害で腸に損傷を与えるわけではない。ここで取り上げるのは、関節を固め、腸を刺激し、細菌を過度に増やし、レプチン（クじゃなくてプのほう！）抵抗性をつけることで太りすぎの

人の脳が満腹シグナルを受け取れないようにする植物性のレクチンだ。[*5]

このような反栄養素のいくつかは多くの植物性・動物性食品に見られるが、豆類、ナッツ、穀類などの植物性食品は他より圧倒的に多く含んでいる。レクチンを摂取すればするほど体を害するリスクが高まるので、高レクチン食品を選ぶことに益はない。

レクチンのどの種類に特に敏感かは人によって異なる。自分が敏感な種類のレクチンを含むものを食べると（さほど敏感でない種類でも大量に食べれば）炎症が生じて、頭がもやもやしたり、関節が痛んだり、肌荒れや偏頭痛にもなる。たとえば、トマト、ナス、ピーマン、ジャガイモなどナス科の植物に見られる種類のレクチンには、多くの人が敏感だ。慢性関節リウマチ患者のかなりの割合に関連した、一般的な自己免疫反応を引き起こし、肌荒れの原因にもなる。

幸い、ほとんどのレクチンは熱で破壊されるので、加熱することである程度または完全に排除可能だ。ただし、ナス科の野菜をはじめ、熱では破壊されないレクチンを含む食品もある。完全無欠ダイエットは、あなたが口にする高レクチン食品を減らして、レクチンが引き起こす問題から遠ざける。

２週間のダイエットを終えてメンテナンス・モードに入ってからは、食事に特定の高レクチン食品を使うときと使わないときで体調がどう変わるかを試してみてもいい。目的は、最大限の柔軟性とエネルギーと集中力が得られるように、食事を自分用にカスタマイズすることだ。

穀物やナッツ類はもろ刃の剣――フィチン酸

フィチン酸もまた、動物や虫に食べられないように進化してきた、植物の防御システムである。動物の健康に必要なミネラル、なかでも鉄、亜鉛《あえん》、マグネシウム、カルシウムに結合することでミネラルの吸収を阻害し、*6 食物からわずかしか栄養を得られなくしてしまう。**この反栄養素の主要源は、穀類、ナッツ類、種子類**。

フィチン酸は、じつは抗酸化物質、つまり他の分子が酸化したりダメージを負うことを防ぐ物質だ。抗酸化物質の摂取はたいていは体によいのだが、フィチン酸のように、プラスとマイナス両方の効果をもつ抗酸化物質もある。人体は一定量のフィチン酸に対処できるし、食事から完全にフィチン酸を取り除くことは不可能だが、ミネラルを吸収するためには、主要源はなるべく食べないほうがいい。

高フィチン酸の食品でも、調理した水をゆでこぼすか、レモンや酢などの酸に漬ければフィチン酸を最小限に減らせるが、フィチン酸を含む穀類と種子類の多くは、加熱済みでも腸を刺激する。

ウシやヒツジなどの家畜は、フィチン酸の分解を促す特殊な細菌を腸内にもっている。

人間、ブタ、ニワトリはもっていない。このため、フィチン酸の直接の供給源はまず食べることを避ける一方で、フィチン酸を除外してくれる牧草飼育（グラスフェッド）の牛肉やラム肉をたくさん食べるに越したことはない。そうすれば、毒素は抜きでフィチン酸を含む食品からの利益も得られることになる。

生で食べると危険な野菜は？——シュウ酸

シュウ酸（シュウ酸塩）は、植物が動物、昆虫や微生物、菌などから身を守るために形成した、もう一つの反栄養素だ。ケール、スイスチャード、ホウレン草などの生の野菜や、黒コショウ、パセリ、ビート、チョコレート、たいていのナッツ、たいていのベリー、豆類に見られる。

シュウ酸が血中のカルシウムと結合すると、小さく尖った結晶となって体内に堆積《たいせき》して、筋肉痛が起こる。これが腎臓《じんぞう》で起これば腎結石《じんけっせき》の一因になるわけだ。にわかには信じがたいことだが、シュウ酸が陰唇で結晶して性交時に痛みを感じる女性もいる。僕の妻ラナは、完全無欠《ブレットプルーフ》になる前は、このシュウ酸に関連した陰部痛に大いに悩まされていた。西洋医学では謎とされながらも、理論的には酵母カビ（カンジダ）、抗生物質の使用、情緒面の問題との関連が認められている。

シュウ酸への感受性が高い人は、少量を摂取するだけでも、口、目、耳、のどに炎症を生じる。特にシュウ酸の体内蓄積量が多い人がたくさん摂取すると、筋力低下、腹痛、むかつき、嘔吐《おうと》、下痢に至る。僕はロービーガン〔生でしか食べない絶対菜食主義者〕として、ケール、ブロッコリ、スイスチャードを生で大量に食べていたころに、シュウ酸による不調を経験していたが、このことを理解するまで説明がつかなかった。

フィチン酸と同様、酸に漬けるか、ゆがいてその湯を捨てれば、シュウ酸は最小限にできるが、生のケールやホウレン草、スイスチャードを、サラダやスムージーとして食べることはおすすめしない。また、ナッツ類やチョコレートを慎重に選ぶことも大切で、この件は後章で詳しく解説する。食品の質は、あなたが思っているよりはるかに重要である。

「見えないカビ」が頭を鈍らせている――カビ毒

あなたが食べるものに入っている反栄養素の中でもう一つ大きいのが、カビ毒（マイコトキシン）だ。**ほぼどんな人でも慢性的に毎食微量のカビ毒を摂取しているが、目には見えず、非常に確認がしにくい。**カビ毒は食べれば食べるほど体にダメージが蓄積していく。僕自身、有毒なカビになじみがない身であったなら、このことを認めはしなかっただろう。

子供のころも大人になってからも、僕はそうとは知らずカビが生えた家に住んでいた。ずっとカビにさらされ続けたせいで、免疫系がふつうの人よりも、環境や食事に含まれるカビに敏感になっている。

イギリスに出張中のことだった。地下鉄へ下りる途中で、じめっとした空気に気づいた。ホームの端に着いて乗車したときには二日酔いのような気分で、幻覚まで見えだす始末。それほどカビに敏感だったのだ。この経験の直後には、猛烈に糖と脂肪が欲しくなり、脳が回復したと感じられるまでに、ほぼ丸一日かかった。

この日の後刻にケンブリッジであった会議はうまくいかなかったが、カビに対する僕の極端な反応は、不運に見えて、じつは幸運なことだった。このおかげで、自分のクライアントがわけもわからぬまま心身のパフォーマンスが落ちた理由を特定でき、僕のようなアレルギーの人(全人口の約28%)とそれ以外の人がカビにさらされた場合の生化学反応について、さらに学べたのだから。もしもあなたの気分が最高でないなら、どこかに必ず理由があるはずなのだ!

なぜコーヒーを飲むとだるくなったのか?

カビだらけの環境にいることが認知パフォーマンスにはなはだ有害であることはずっと

前から知っていたが、食品中のカビ毒に最初に注目したのはコーヒーについてだった。
コーヒーは、それが大学の成績をアップさせてくれたのに気づいて以来、熱愛している飲み物だ。当時コンピュータ・サイエンスを専攻していた僕には、朝8時からの微積分が必修科目だった。朝型とはおよそ正反対のタイプだったから、授業前にトリプルのエスプレッソを飲むようにして2年間で初めて唯一のAを取れた。

僕はすっかりコーヒーに夢中になった。ほどなくして僕は最初の事業を起こしたのだが、これは期せずして、eコマース（電子商取引）の史上初の例となった。今日のあらゆる優良企業がそうであったように、僕はコーヒーに駆りたてられて、ネット上で（まだウェブの閲覧ソフトもなかった時期に）自作のTシャツ――「カフェイン、私が選ぶドラッグ」のコピーとともに、カフェインの分子構造図を描いたもの――を売ったのだ。20年後のいまでも、このTシャツの複製品はオンラインで購入できる。

だから、コーヒーが体質に合わないと気づきだしたとき、どれほど落ちこんだことか。**飲んだらいったん士気が上がるものの、すぐに疲れて不機嫌になり、もっと飲みたくなる。**しじゅう飲む量を増やしていて、頭痛がするときもあった。こんな症状をなくしたくて、僕は長い暗黒の5年間、コーヒーを断った。ある日、コーヒーの誘惑がものすごく強くて「一杯だけ」飲んでみたら、びっくりした。電池切れなし、イライラもなし、頭痛もなし。かつてのように、ひたすら集中力が増すだけだった。コーヒーはもう自分にとっては問題なさそうだと、大喜びした。

そして、その翌日に起こったことが、本書が生まれたきっかけの一つになった。**コーヒーをまた一杯飲んだら、今度は不安と不調に陥り、さらに関節が痛みだしたのだ。**完全無欠とはほど遠い状態だ。でも、このときに僕の中のバイオハッカーが気づいた。変化を起こしている要因は、僕じゃない。コーヒーのほうだ!

コーヒーの生化学と農法や生産・流通面のリサーチに没頭して、「コーヒーはどれも同じではないこと」、そして「コーヒーには、たびたび自然発生のカビが生えていること」を発見した。僕の体の反応は、コーヒー自体には関係なく、コーヒーに生えたカビに対するものだったのだ。

「オーガニック」がつねに良いわけではない

低度のカビ毒にあたるだけでも、心身の働きが鈍くなる人が多い。高度の毒を受ければ、心筋症、がん、高血圧、腎臓病、さらには脳損傷といった深刻な症状が生じる。豆の焙煎《ばいせん》のしかたに問題があるか、コーヒーの木が病原菌などの有害なストレス要因にさらされていた場合に、コーヒーは(砂糖なしでは飲めないほどに)苦くなる。

コーヒー豆に生えるカビの量は、とりわけ大規模な生産者ほど生産ロットごとに変わるが、カビ毒はかなり大量のコーヒーに見られる。ブラジル産コーヒーの生豆《きまめ》を検査したある研究では、加工前の90％以上の豆がカビ毒に冒されており、[*7]また別の研究では、レギュラーコーヒーのほぼ50％がカビていることが判明した。[*8]

このようにカビはコーヒーの問題点なので、**ＥＵ（欧州連合）から韓国や日本まで世界各国の政府がｐｐｂ（十億分率）単位でコーヒーのカビ毒に安全基準を設けている**。ところが、アメリカとカナダでは規制が定められておらず、その結果、一杯のコーヒーに、頭の働きや健康にまで悪影響を及ぼす量のカビ毒が含まれている可能性が高い。ヨーロッパの規制も2種類のカビ毒にしか適用されていないうえ、人的パフォーマンスを最大限に高めるようにではなく、経済的な理由から定められたものだ。

はっきり言えるのは、あなたが買うコーヒー豆の種類はとても重要だということだ。安いコーヒーが低コストなのは、低品質の豆を使っているだけでなく、カビ毒に冒されがちな傷んだ豆を高い割合で含んでもいるからだ。

加工技術はコーヒーに風味を添えるが、意図せずにカビ毒の含有量を高めてもしまう。**デカフェ（カフェイン除去）コーヒーが概してカフェイン入りコーヒーよりカビ毒を多く含んでいる**のは、高品質の豆がカフェイン除去の工程で台なしにされるのをコーヒー党の人々がもったいながるせいで、デカフェコーヒー用には低品質の豆が使われるためだ。加えて、カフェインが天然の抗菌メカニズムとして働き、豆にカビやその他の微生物が生えるのを防いでいるからでもある。カフェインを除去された豆は、焙煎後の不適切な貯蔵から生じることがあるカビに対し、無防備になるのだ。

オーガニック（有機栽培）の高価なコーヒーでも、有害な加工法をとればカビが生えてしまう。「天日干し」の豆は戸外に放置され、そこで鳥のフンなどのくずが付着して、カビが繁殖する。「水洗式」を用いれば、もっといい結果が出やすい。豆を巨大な水槽に入れて発酵させ、豆の外側の部分を除去しやすくする方法だ。

低炭水化物ダイエットは「カビ」を減らすから効く

カビ毒が見つかるのは、コーヒーだけにあらず。これはあらゆる種類の作物に広く見られる。カビは作物に生えると収穫よりずっと前に毒素を分泌《ぶんぴつ》して、農家だけにとどまらず広く問題を蔓延《まんえん》させることになる。コーヒー以外の食品で**カビ毒の主要源は、小麦、トウモロコシといった穀物だが、ピーナッツ、果物、チョコレート、ワインが汚染されていることも多い**。そしてカビ毒は、汚染された穀物を食べた牛の乳にも蓄積される。[*9]

穀物飼育（グレインフェッド）の畜産物は、往々にして穀物それ自体よりカビ毒のリスクが高い。それというのも、家畜飼料のカビ毒の管理基準は人間の食用の穀物よりずっと手ぬるく、トウモロコシや穀物で育った家畜は体内脂肪にカビ毒を蓄積していくからだ。

一般には知られていないが、じつは低炭水化物ダイエットが成功する理由の一つは、穀物を食べないから食事中のカビ毒の濃度が下がっていくことなのだ。「あなたはあなたの食べるもの」というだけじゃなく、「あなたはあなたの食べるものが食べたもの」でもある!

カビ毒が油断ならないのは、作物の一定の生産ロットにあるかないか、確認のしようがないからだ。たとえばある袋のナッツは完全に無害でも、別の生産ロットのもう一袋のナッツは、味ではわからなくても、あなたを体調不良にする濃度のカビ毒を含んでいるかもしれない。

人間はその脳の大きさゆえに、カビ毒の作用を地上で最も受けやすい哺乳類だ。重要なのは、カビ毒が原因不明の疲れを起こしたり、集中力を切らせているおそれがあること。これは仕事がデキる僕のクライアントたちに共通した問題であり、ハイリスク食品を避ければ、脳の集中力をほぼ最優先で高める助けになる。

完全無欠ダイエットでは、カビ毒の汚染が広く知られた食品を食事から激減させ、明らかな害が出るはるかに前の段階でそれらの影響を察知できるので、一般的な「パレオ・ダイエット」（原始食ダイエット）や「低毒素ダイエット」などよりも、はるかに進んだメソッドになっている。

データは「従来の常識」と正反対だった

カビまみれで生きてきたおかげで、僕は当初望んだ以上にバイオハックについて多くを学ぶチャンスを得た。そしてバイオハックを開始し、自分のホルモン値を調べたところ、甲状腺ホルモン、副腎《ふくじん》ホルモン、テストステロン（男性ホルモン）、エストロゲン（女性ホルモン）に問題があるうえに、橋本病（慢性甲状腺炎）という診断も下された。これは、免疫系が甲状腺を攻撃して起こる疾患だ。僕の場合、カビかグルテン（小麦等に多く含まれるタンパク質の一種）かその両方が原因で、グルテンの有害な作用に免疫系がなおさら敏感になっていた。

僕は甲状腺を治したくて、食事とホルモンの関係を調べだした。すると、**飽和脂肪酸とコレステロールがすべてのホルモンの基本成分**であることがわかり、そこでもっと飽和脂肪酸を食べる実験を開始した。

大きな飛躍のポイントとなったのが、牧草飼育牛《グラスフェッド》のミルクから作ったバターを多く食べだしたことだ。ビクビクものだった。なぜって、それは生まれてこの方、健康に良い食事だと教えられてきたすべてに反していたのだから。でも僕は調査を行ない、科学を参照してきたし、ホルモンを治したかったので、覚悟を決めてバターの実験をつづけた。自分の考えが間違っていたなら、体内に炎症が増えたことが血液検査でわかるはずだ。いつでも食べるのはやめられる。

たちまち魔法のようなことが起こった。僕は集中力が高まり、痩せはじめ、血液検査で炎症が増えるどころか減ったのだ。

でも、なぜ?

僕は望ましい結果を達成しただけでは満足しなかった。バイオハッカーとしては、その結果を生んだメカニズムを解明することが肝心だ。僕は空腹感に関連したホルモンの研究をつづけた。アトキンス式からゾーンダイエットまであらゆるダイエットが、血糖を調節するホルモン、インスリンを重視しているが、僕はさらに推し進めて、インスリンを調整する要因を突き止めようとした。

そしてたどり着いたのが、レプチンというホルモンだった。これはエネルギー消費、食欲、動作を調整することで体重減に大きな役割を果たしており、体のエネルギー需要が満たされるだけの食事を摂ったときに「食べるのをやめろ!」というシグナルを送ってくれるものだ。このホルモンは、発見された1994年以来、減量の最もわかりにくい側面のいくつかの問題に答えを出してきた。

レプチンは脂肪細胞から作られ、レプチン値は体脂肪率に比例する。すなわち、太っていればいるほど、体内のレプチンの量は多くなる。あなたが昔の僕のように太りすぎで、体内に長期間にわたり高濃度のレプチンを循環させていたら、レプチン抵抗性ができる。こうなると、レプチンを絶えず浴びせられている脳は、「お腹がいっぱい」というシグナルを受け取らない。このため活力が低下し、満腹だと感じられなくなり、体重が増加する。

レプチン抵抗性はインスリン抵抗性の前兆でもあり、つまりレプチンはインスリンの感受性を調整する役割を果たしているようだ。[*10] インスリン抵抗性が高まると、2型糖尿病や肥満症につながる。

「空腹ホルモン」をハックする

レプチンが重視すべきホルモンなのは明らかだが、さて、どうやってハックしよう?

レプチン感受性の阻害要因はいくつかある。前に述べたとおり、有害なレクチン(プじゃなくてクのほう)を含んだ食品が多い食事をしていたら、レプチン抵抗性がつきやすい。果糖の大量の摂取も、中性脂肪値を上昇させて、レプチン抵抗性をつくらせる。中性脂肪はレプチンの輸送を阻害し、強い食欲を禁じるシグナルを受け取ることを最も必要としている脳の部分、視床下部への侵入を妨げる。[*11]
僕は、中性脂肪値を低く保つように完全無欠ダイエットを設計した。果糖を制限し、食物毒素を排除し、強烈な食欲やごほうび感覚を抑制することで、レプチン値をリセットして、減量しやすくしたのだ。
レプチンに敏感な体にしておけば、本当に食べ物が必要なときだけ、お腹が空くようになる。これは完全無欠ダイエットが空腹感をハックして集中力とエネルギーを保つための、もう一つの方法だ。レプチン値は短期間のファスティング（断食）中に低下し、食後には通常値に戻る。[*12] このことは、「完全無欠断続的ファスティング」（詳細はのちほど）がレプチン感受性を保つための、苦痛はないが重要な方法である理由の一つとなっている。

頭の回転が速くなり、記憶力がはっきり上がる

システムをハックしようとするハッカーは本能的に、何が何をコントロールしているかを探す。僕はこの種の思考法から、レプチンやインスリンだけでなく、全体を操作する主制御システムを見つけるべく、健康な人の驚くべきホルモンバランスを調べた。すると、レプチンとともに働く分子がもう一つわかった。それは「血管作用性腸管ポリペプチド」

（ＶＩＰ）というものだ。これは腸、膵臓《すいぞう》、脳の重要な調節システムである脳下垂体《のうかすいたい》と視床下部などの組織で作られている。研究によれば、**ＶＩＰを充分にもっていない動物は、血糖、インスリン、レプチンのすべての値が上昇して、甘いものを強烈に欲する。**[*13]

ＶＩＰは神経調節・伝達物質として働き、多くの重要な機能を担っている。ホルモンと電解質の濃度を調整することで胃腸管内を変化させ、膵臓と腸で脂肪と糖の分解を加減し、胆汁《たんじゅう》を放出させ、胃酸の分泌をコントロールできる。脳機能、睡眠、グルコース（血糖）制御の改善もできる。つまり健康なＶＩＰ値を保たないと、体調が悪くなるということだ。

ＶＩＰは中枢神経系の主要な調節因子で、体内時計や学習と記憶、免疫、炎症、ストレスや脳外傷への反応などの調整に関係している[*14]。

バイオハッカーとして、もし「ただ一つのホルモンが数多くのシステムを制御しているなら、それは注目に値する」と考えていた僕は、ＶＩＰの調節をただちに完全無欠ダイエットの重要ポイントに定めた。

ＶＩＰは適切な脳の働きと、腸の炎症防止に不可欠なものだ。毒素にさらされるなど、ストレスがかかる時期には、ＶＩＰの生成が止まる。食物やカビだらけの建物によく見られるコウジカビ属アスペルギルスの毒素にさらされたマウスは、ＶＩＰ値が下がることが知られている。[*15] 人間がカビ毒を受けた場合にも同様のことが起きそうだ。

ＶＩＰ値はレプチンに、レプチン値はＶＩＰに制御されるので、レプチンが正常に機能しなければ、ＶＩＰもおかしくなってしまう。[*16] 完全無欠ダイエットでは、体にレプチン感受性を保たせ、そうしてＶＩＰの機能の調整をはかる。ＶＩＰとレプチンは、完全無欠ダイエットがこんなに多くの人にこんなに有効であることの、２つの隠された理由であり、完全無欠ダイエットは気持ちがよく、多くの人が生まれ変わったようだと言うことを説明づけている。よく眠れるようになり、頭の回転が速くなり、記憶力が増大し、つねにパフォーマンスが高い状態になるのだ。

あなたの体を「解毒マシン」にする

体内の毒素を激減させ、ヘルシーな脂肪を多く果糖を少なく食べてレプチンとＶＩＰの値をリセットし、炎症を減らした僕は、体型も体調もすこぶる良くなったが、まだ奇妙な症状に悩まされていた。たまに偏頭痛が起こるのだが、原因がまったく思い当たらなかったのだ。

規則性はないのに、いったん起こったら、よくても数時間は自分が使いものにならなくなる——「最高のパフォーマンス」とはとてもいえない状態だ。たいがい同時にじんましんが出て、体が猛烈にかゆくなる。頭痛とじんましんの原因は同じように思えたが、関連性の有無は不明だった。優秀なバイオハッカーよろしく自分の食事と症状を追跡しつつ、考えられる原因を調べるうちにたどり着いたのが「生体アミン」だった。

生体アミンとは、脳機能に影響する神経伝達物質だ。生体アミンの一つ、ヒスタミンは季節性アレルギーを起こすことでおなじみのもの。体内で作られる生体アミンは一定量に保たれるが、ヒスタミンなどの生体アミンが食品にも含まれていると、ほとんどの人が気づいていない。

生体アミンの摂取は通常さほど問題ではないものの、体内で解毒できなかったり、食物の消化に伴って腸内細菌がよけいに生成されたら、血中に蓄積していく。腸内細菌が余分な生体アミンを作り、肝臓に分解できるだけの酵素がないなら、体がパニック状態に陥ってこれを排除しにかかる。アドレナリンが分泌されて、心拍出量が増大し、血糖値が上昇し、高血圧を起こす。[*17] ここから炎症や頭痛、ほかの思いも寄らない多数の症状につながる。

ヒスタミンその他の生体アミンは、野菜や種子などの植物性か、ブタや魚といった動物性かにかかわらず、タンパク質を細菌が分解するときに形成される。

食物由来のヒスタミンの最大の供給源は、発酵大豆である。僕は、たまたま寿司に醤油をつけてたらふく食べたときに頭痛とじんましんを起こしたが、**食事から生体アミンを排**

除したところ症状はなくなり、集中力がぐんと高まった。

完全無欠ダイエットの愛好者はこのダイエットの開始後、季節性アレルギーが軽減されたと報告しており、僕自身も持病のアレルギーが劇的に改善された。高ヒスタミン食品の摂取を減らしつつ、ヒスタミンを生成する腸内細菌を調整しているからだ。

痩せるか太るかは「腸内細菌」で決まる

じんましんと頭痛をハックしたあとも、まだ不調があった。生体アミンにとても敏感ということは、僕の体はしかるべく解毒できていなかったわけだ。加えて、子供のころからおならの回数が多かったことからも、腸内細菌に問題があるのは明らかだった。

これはべつだん驚くようなことではない。幼児期から青少年期まで不健康で肥満だった僕は、慢性の副鼻腔炎と咽頭炎にずっと悩まされ、10年以上にわたって月1回、抗生物質を処方されていた。抗生物質の有害な影響は知っていたから、腸の具合を良くするのに役立つと思って、ヨーグルトを何年も食べつづけた。

これも効かないとわかると、僕は思いつく限りのことを片っ端から試していった。世界中の高価な「プロバイオティクス〔善玉菌〕」〔乳酸菌など腸内環境を整える微生物や食品〕を買いあさった。これだけでも、かれこれ5万ドルはつぎ込んだはずだ。

２００６年からは自分のウンチにいる細菌の種類を調べはじめ、「寄生虫療法」は発明された年に試した。ブタ鞭虫《べんちゅう》の卵を養殖しているタイの会社を見つけて卵を注文し、腸内で孵《かえ》るように飲み込んだのだ。この治療で全身の炎症が劇的に軽減されて、腸が治る人もいる。ものすごく過激に聞こえるだろうし、実際過激なのだが、**この種の寄生虫はヒトの体内では繁殖しないから、約6週間後にひとりでに体外に排出される**ので安全だ。僕にはまったく効果がなかったが、重い症状をもつ一部の人たちには人生を変えるような治療となっている。

僕は腸内細菌について研究して、自分が善玉菌食品で特に減量の成果が得られなかった理由がわかった。またこれは、自分の生物学上の弱点を理解するのに役立ち、脂肪の蓄え方をハックすることもできた。

体重がカロリーの摂取や消費よりも腸内細菌に大きく影響されるメカニズムについて、重要な洞察がなされたマウスの実験がある。太ったマウスの腸内細菌を痩せたマウスの腸内に移植したら、痩せたマウスは10％過食になって、インスリン抵抗性ができたというのだ。一方、痩せたマウスの腸内細菌を太ったマウスに移したところ、今度は太っていたマウスが痩せた。*18

マウスと同様、太った人と痩せた人はまったく異なる腸内細菌をもっている。悪玉菌が肥満の原因なのか、肥満が悪玉菌を生むのかはまだ不明ながら、*19 腸内の悪玉菌がインスリン抵抗性と炎症を起こすという証拠はある。[*20]

太った人（と動物）はファーミキューテス門に属する細菌を過剰にもっている。これにはヨーグルトや、たいていの善玉菌食品に見られる乳酸菌も含まれる。**こうした細菌は体に必要ながら、もし活発すぎたり、多すぎたり、特定のタイプのものだったりすると、脂肪がつきやすくなる。**当然、痩せた人にはファーミキューテス門の細菌が少なく、バクテロイデス門の細菌が多い。バクテロイデス門の細菌のサプリを買うことはできないが、天然の栄養源を含んだ食物を摂ることで容易に生成できる。

それは、ポリフェノールだ。

ポリフェノールが「痩せ型」細菌を増やす

ポリフェノールは抗酸化物質で、バクテロイデス門のプレバイオティクス〔善玉菌を増やす食物成分〕の働きもする。有色野菜にも見られるが、洋食で最大のポリフェノール源といえば、断然コーヒーだ！　チョコレートもまたポリフェノールたっぷり。**こうしたスーパーフードを食事にもっと加えることで「痩せ型」細菌を養える。**これが、バイオハッカーとして僕が「カロリー主義」に反することを可能にした、体のコントロールシステムの「穴」である。

腸内細菌は——善玉も悪玉も——あなたのシステムをすでにハックしている。人間は、共生関係の中で細菌に依存するようになったが、細菌のすること全部が人間のためになるわけではない。脂肪の貯蔵をコントロールしたかったら、なおのことだ。

肝臓は本来、脂肪の貯蔵を健康的にコントロールするホルモンを分泌する。腸内細菌をもたない動物は、このホルモンの生成を肝臓にゆだねていて、何を食べてもほとんど太らない。腸内細菌をもつ動物が太りやすいのは、腸内細菌もまた、体に必要のない脂肪貯蔵ホルモンをよけいに生成するからだ。

完全無欠ダイエットを実行することで、2つの異なる方法で自分の腸内細菌を直接ハックできる。まずは「痩せ型」細菌を増やすこと、次には細菌性の脂肪貯蔵ホルモンを操作して、むしろ脂肪を燃やさせるようにすること。

ハンドルを握るのはあなただ。このテクニックの詳細は、第4章で。

「通説」を徹底的に排した科学的なダイエット

腸内細菌が体のデトックス（解毒）に果たす役割について知識が増えるにつれ、当然、僕は体のほかの解毒シグナルのことを調べていった。どんなハッカーでも必ずやるのが、通信プロトコルを妨害するか、乗っ取る方法をひねり出すことだ。もしもハッカーがある国を攻撃したければ、真っ先にやるのは、通信インフラを乗っ取る策を見つけて、相手にこちらのしていることがわからないようにすることだろう。僕はこのアプローチを人体に応用し、解毒メカニズムを制御しているシグナルを探し、そして見つけた。

胆汁は、肝臓で生成され、胆嚢《たんのう》へ送られて、脂肪の消化が必要になるまで貯蔵されるものだ。体の解毒のシグナルとしても働く。**胆汁は脂肪の分解と吸収を助けるから、肝臓での胆汁の分泌量がダイエットとデトックスの決め手になる。**

また、胆汁は毒素を消化のために分解して、消化管内で抗酸化物質や解毒物質と結合させる。この胆汁と毒素の混合物が消化管を流れていくあいだに胆汁のほとんどは再吸収される一方で、毒素は（うまくいけば）そのまま排泄されることになる。胆汁が不足すると、毒素と充分に結合して排出できないため、体内に毒素が蓄積されることになる。

脂肪を消費することは、体にさらに胆汁を生成させるシグナルになるので、**ヘルシーな脂肪をより多く食べることで胆汁の生成を促し、毒素をたくさん排泄することができる。**いわば車のオイル交換のようなものだ。

毒素が胆汁の生成を妨害し得るということも、完全無欠ダイエットでは毒素を徹底して避けている理由である。このつながりは、要注意だ。毒素は胆汁の代謝を損ない、そして胆汁の代謝は毒素の排泄に必要なのだ。完全無欠ダイエットは飽和脂肪酸をたっぷり与えて胆汁の生成を促すことと、肝機能を妨げる毒素を避けることで、これをハックする。

持続可能な減量と最高のパフォーマンスの秘密を明らかにするため人体をハックする絶えざる研究により、僕は健康と減量に関するあらゆる通説に反する科学的ダイエットを創始するに至った。

いったいどうしてバターをもっと多く、果物をもっと少なく食べて、体型も体調もかつてないほど良くなれたのか？

これまでに伝えられてきた食についての知恵の大半は、マーケティングと誤情報と恐怖心のミックスにもとづいていた。医学的な情報も、「総脂質」や「総コレステロール」などといった測定しやすいことばかりに縦割りで集中してきた。このため体の複雑なシステムについては、見過ごされがちになっている。

しかし、あなたはもう健康についての知識を、広告やマスコミの短文記事に頼らなくていい。本書によって自分の生態情報を把握し、自分の体の生理には何が効いて何が効かないのか、直接に判断を下せるのだから。どうぞご一緒に、あなたの心と体、パフォーマンスのコントロールを取り戻そう。

Chapter 2

その習慣でいいの？

思いがけないデブ、ヘタレ、バカの原因

完全無欠ダイエットを考案して、実際、これほど少ないエネルギーで体重を減らし、キープし、かつ体調良好でいられることを発見して、僕は怒りを覚えた。３カ月で最初の20数キロの脂肪を落としたとき、体重計の数字に浮かれながらも、心の底では裏切られた気分だった。

とても長いあいだ必死に運動し、低カロリー、低脂肪のダイエットを頑張って、成功しなかったときには自分を責めていたのに。なぜ主治医の先生は、こんな簡単に体調を良くして、体重を抑えておける方法を指示してくれなかった？　父も母もなんで教えてくれなかった？　なぜみんなこれを吹聴《ふいちょう》してまわらないんだ？

その答えはというと、専門分野がバラバラの科学者の小集団がそれぞれに有用な情報をもっているからだ。その手の情報が常識になるまでには何十年もかかる。僕はそうした科学者に会い、彼らの発見を自ら試し、その業績を誰もが自身の生活に応用できる有益な知識に転換することを己の使命とした。本書は、その使命が結実したものだ。

ダイエットをする際、食品によって満たすべき基本が「5つ」ある。「脳のためのエネルギー」「体のための燃料」「細胞のための栄養素」「無用な毒素の排除」、そしておそらく最も重要なのが「満足感」だ。だが、ほとんどの低カロリー、低脂肪のダイエットはこのいい、どれも満たしてはいない。じつのところ、いわゆる「ダイエット食品」の多くは、むしろ全世界に肥満をはびこらせる要因となっている。ダイエット産業で永遠に不滅とも思われる神話をざっと眺め、逐一検討していこう。

ダイエットの神話1:体重が減らないのは「努力が足りない」せい

幼いころから太っていた僕には、この神話がいちばん苦痛だった。いいかな、太っている人は自分で太っていると自覚しているものだ。つねに痛感している。怠惰《たいだ》なわけじゃない——とんでもない。毎日一日じゅう、食物への生物学的欲求と闘うなかで意志がじりじりと敗退していくんだ。

問題は、ダイエットの実践者も医師でさえも、意志力という概念をまるで誤解していることだ。この人たちは、成功の秘訣はとにかく気合いを入れて、無尽蔵の意志の力で過食をしないことだと信じている。ところが、意志力は限りある資源だということが証明されてきた。毎日、意志力を使い果たすこともあるし、もっと頑張ろうと決めたからといって、意志力が改めて供給されることはない。

「決定疲れ」とは、長時間の意思決定のあとで決定の質が劣化することを指す、実証された心理現象である。[*1] たとえば、ある研究によれば、**裁判官は一日のうちの遅い時間になるほど、被告に有利な判決を下すことが少なくなるという**。

また、あなたが意志力を使って、満足できる食べ物よりも「ダイエット食品」を選ぶたびに、決定疲れによってあなたはより最適でない選択を行なうようになる。完全無欠ダイエットがとても効果的で継続しやすい最大の理由は、意志の力を弱めていくのではなく回復させるからだ。細胞に栄養を与え、ホルモン値のバランスを整え、心身を消耗する絶えざる食物への欲求との闘いをやめることで、かつてない大きなエネルギーが得られるようになる。

ヒトの体は、世界が投げかけるあらゆる試練——氷河期やら飢饉《ききん》やら伝染病やら——を種として生き延びられるよう進化してきたものだ。この大きな脳をまるごと食べることと繁殖に使うまでもないから、脳のさまざまな部分がそれなりのエネルギーを使うように進化し、高次のプロセスに最大のエネルギーが使われるようになっている。

そして栄養不足や毒素といったストレス要因からエネルギーが足りなくなると、まず最大のエネルギーを使う脳の部分に悪影響が及ぶことになる。つまり意志力の発揮のような高次のプロセスは、生き残るために必要な生物学的に低次元のプロセスと比べて、はるかにエネルギー不足に敏感に反応してしまうのだ。

「ラブラドール脳」が何でもかんでも食べさせたがる

脳撮像の新技術が、異なる脳構造の微妙な差異や相互の連絡を示していくにつれ、脳を単純化できる単一のモデルや枠組みなどはありえないということが明白になってきた。

脳がどう食物を利用するかを考える最も有用な方法は、神経生理学者ポール・D・マクリーンが1960年代に、進化の別個の段階で発達した3つの部分に分けることで脳の構造を説明しようとした「三位一体の脳モデル」だと思われる。このモデルは、科学界では議論の的となっているが、完全無欠ダイエットがどのように**脳をハックし、食べすぎないことに意志力を無駄遣いせずに済ませる**かを理解する助けになる。

この脳の第1の部分、「爬虫類《はちゅうるい》の脳」と考えられる部分は、体温調節や電気系統などの低次のプロセスを制御している。脊椎《せきつい》動物はどれも爬虫類の脳をもっており、脳の高次の部分に何が必要かにかかわらず、生き残るためには爬虫類の脳に充分な栄養を与えねばならない。脳のこの部分に充分なエネルギーと栄養が届かなければ、死んでしまう。一巻の終わりだ。

そしてすべての哺乳類は、大脳辺縁系からなる第2の脳をもっているが、僕としてはこの脳を毛皮ふわふわ、よだれだらだらの「ラブラドールレトリバー脳」と呼びたい。この部分は食料探索や生殖行動といった人類が生き延びるための本能を司《つかさど》っている。ラブラドール脳は生き残りの助けにしかならず、以下の3つの点で、意志に反して働いてしまう。

1つ目は、この脳は気が散りやすいこと。犬のように、鼻先にあるものに集中するよりも、追いかける棒みたいなものをいつも探している。あなたがふだん集中力を保つのに苦労しているなら、それはラブラドール脳が、安全を確保するための闘争・逃走反応〔危機に際して血圧が上がり呼吸が速くなるなどの生理学的反応〕を引き起こしているからだ。

ラブラドール脳があなたの意志に反して働く2つ目のケースも、種の保存に関連しているが、こちらは生殖を維持するためのものだ。ラブラドール脳は不適切な衝動にあなたの注意を向かわせて、それを満たすことに時間とエネルギーをたっぷり費やさせる（ともあれ、そのときは楽しめるが！）。

ラブラドール脳が人を困らせる3つ目のやり方は、本書の主要テーマだ。つまり、**この脳は僕らに、手に入るものは何でもかんでも食べさせたがる**のだ。ラブラドール脳がむやみやたらにものを食べるよう促すのは、自分を飢え死にさせないためである。

無脂肪ランチのあとは、キャンディ1個を欲しくなる

体のシステムに有害なものを含む食物を摂ったら、闘争・逃走反応――これは心拍数で測定可能――が引き起こされると同時に、脅威に対処すべく、手早いエネルギーの噴出をもたらす糖類が猛烈に欲しくなる。あなたはこの食物への渇望――ただの空腹感を超えた「強い必要性」と僕が定義するもの――を感じる。残念ながら、多くの人は食物への渇望をとても頻繁に感じているせいで、これを伴わない空腹感がどんなものかを忘れてしまっている。

あなたは欲求に抵抗するとき、マクリーンが新皮質と呼んだ第3の脳、僕としては「人間脳」と呼びたいものを使っている。そう、順番としては、まずは爬虫類脳が必要な栄養とエネルギーを手に入れ、次にラブラドール脳がつづき、人間脳は、そのあとの残り物をもらうのだ。最初の2つの脳を満たすだけの食物しか摂らないか、または**体に悪い食物を摂った場合には、人間脳が真っ先にエネルギー切れになるので、意志力も底をつく**。そうしていつしか欲求に負けていて、ふとわれに返ったときには、大型容器のアイスクリームを半分も平らげてしまっている。

従来型のダイエットでは、3つの脳のすべてに充分な燃料を補給することはできない。

この種のダイエットの実践中には、食べ物が目に入るたびにラブラドール脳が「あなたは飢えている！　生存の危機です！　いますぐ食べて！」と叫ぶ。すると、あなたは意志力をふりしぼって「ダメダメ！　悪い子だね！」とラブラドールをたしなめざるを得ない。これが何度もくり返されるうちに決定疲れになって、意志力の供給はたいてい昼までには尽きてしまう。

たとえば低脂肪・低カロリーの朝食を摂った場合には、体内でインスリンが分泌され、細胞に吸収したての糖を使わせるので、血糖値が下がる。するとラブラドール脳は、肉体の生存に必要な燃料が切れそうだと考えてパニックに陥《おちい》り、甘いものを食べて血糖値を上げるようせがむ。だが、こうした餓死しないための生物学的な進化は、もはや役に立っていない。**あなたの体が「緊急事態」と認識したのは、ただのダイエットなのだから！**

ランチタイムになるころには意志力はすっかり切れていて、我慢できずにピザやフライドチキンやファストフードに走ってしまう。あるいは無脂肪ランチにするが、ラブラドール脳をなだめるためにキャンディを1個おまけに食べる。どこかで聞いたような話じゃないだろうか？

もう一つのありがちなシナリオは、朝食に毒素かアレルギーのある食品をたっぷり摂ることだ。アレルギー性の食品を摂取すると闘争・逃走反応が引き起こされ、ラブラドール脳が〝逃走〟できるだけの余分なエネルギーを得ようと糖を要求する。**毒素を含む食品の場合には、肝臓が血糖を使って毒素を酸化するので、脳の使えるエネルギーが減少する。**結果として、糖がすぐに欲しくなるわけだ。

食事を使って脳を操作するには、どの食品が血糖値を下げるか、闘争・逃走反応を促してあなたが飢えているとラブラドール脳に伝えるかを知っておかなければならないのだ。

ダイエットの神話2：空腹を「我慢」すれば痩せられる

空腹感はパフォーマンスを下げ、エネルギーを奪い、あなたを不機嫌にし、疲れさせ、非生産的にしてしまう。さらには、ラブラドール脳を活性化させることで、意志力をも損なう。空腹を耐え忍ぶことは、タフさや強固な意志の表われだなんて考えてはいけない。

皮肉にも太っていたころの僕はいつも空きっ腹で、朝から晩まで食べ物のことばかり考えていたせいで、いまほど生産的じゃなかった。

傲慢な若き億万長者だった当時、僕はこう言い放ってランチタイム前に会議を切り上げたものだ。「もうお昼の時間じゃないか。会議は終了だ。悪いね」。そして昼食を食べたあとも、なおさら食べたい欲求が残っているていたらく。あのときはべつに威張って見せていたわけじゃない。空腹に負けていたのだ。ラブラドール脳のほうが優勢だった。

きちんと現実に向き合おう。空腹感に悩まされるのは大きな時間の無駄だ。もっと重要なことから注意を逸らし、仕事のミスを増やしてしまう。お腹が減っていたら、事業計画のために1時間残業するより、帰宅してテレビを見ることになる可能性がはるかに高い。

ダイエッターたちが空腹感に思いを巡らすか集中できないせいで作業を中断したりして無駄にしている時間をはかったら、たぶん1日数時間にはなるだろう。毎日おまけの数時間があったら、1週間でどれだけ多くのことを達成できるだろう。こんなにも腹ぺこでなかったら、どれほど他の人たちに優しくなれることか!

あなたはホルモンに「空腹感」を感じさせられている

空腹感とは、食べたいという最もシンプルな衝動のことだ。人間を餓死させないための本能、ラブラドール脳の一部である。ダイエットの目的が、空腹感を無視したり、90分おきに低カロリー食を摂って空腹感をごまかすことであってはならない。完全無欠ダイエットでは、この本能を制御するホルモンを整えることで空腹感をハックする。

空腹感の生化学は複雑で、体内で作られるホルモンに駆動されている。主には、以下の対立する2つのホルモンだ。

胃壁の細胞で生成されるグレリンというホルモンは、空腹感をオンに、満腹感をオフにする。前述の、脂肪細胞から生成されているレプチンというホルモンは、逆に満腹感をオンにし、空腹感をオフにする。

小腸は、あなたの食べたものにタンパク質を見つけると、レプチンに満腹感を発動させる。膵臓《すいぞう》は腸内の脂肪を探知すると、グレリンが満腹感をオフにするのを妨げるホルモンを放出する。

これに対し、**フルーツの主要な糖分である果糖は、空腹ホルモン、グレリンをオフにすることが、ほかのどの食品よりも苦手である。**

激しい空腹感を覚え、「いますぐ食べなきゃバッテリーが切れるぞ」と思うのは、前に食べたものがあいにくグレリンをオフにしなかったか、レプチンをオンにしなかったか、もしくは両方で、あなたに満腹感を与えなかったからだ。

それに対し、ゆるやかな「あと2~3時間したら何か食べようかな」という空腹感は、パフォーマンスを低下させないし、扱いやすい。完全無欠ダイエットは、空腹ホルモンをしっかり管理するので、あなたが感じる空腹感はこちらのタイプだけになる。

空腹感は無視すべきではなく、きわめて管理しやすいものだ。たとえ食欲に負けても、それはあなたが弱いせいじゃない。ただ食べるものが間違っているか、正しいものが足りないだけなのだ。

ダイエットの神話3：「低脂肪ダイエット」は健康的

1950年代、アンセル・キーズという科学者がかなり説得力ある研究をもって「飽和脂肪酸は心臓病の原因になる」と主張して栄養学界を揺るがした。ただちに低脂肪《ローファット》ダイエットの大流行が巻き起こり、残念ながらその後もずっとつづいている。だが、後年、キーズは自分のモデルに合わないデータを捨てていたことが判明している。[*2] つまり、キーズは研究の結果を操作して、飽和脂肪酸が心臓病を起こすという理論を裏づけているよう装ったのだが、じつのところ、この理論には科学的裏づけなどまったくなかった。

食品化学者らはこぞって低脂肪食品をこしらえだした。こうした食品から脂質を除去するとき、何かで置き換えなくてはならない。選択肢は糖とタンパク質の2つだ。糖はタンパク質より味がいいし手ごろだから、たいていの「低脂肪ダイエット食品」には過剰な糖分やコーンシロップが注入されている。こうした低脂肪食品は栄養がなく、飽和脂肪酸を糖とでんぷんで置き換えるばかりか、味気なく、ラブラドール脳に「飢えが迫っている」と信じさせてしまうので、体に悪いことこのうえない。

食物脂肪はグラムあたりエネルギー量が他の栄養素より多いので、必要としている体の部分にエネルギーを届けるのに最も効率的であり、タンパク質や糖と比べて、インスリン値に与える影響も最も少ない。

一方、**糖を含有する低脂肪食品はインスリン値を急上昇させて、エネルギー切れを起こし体重を増やす**。また脂肪は、血糖値を上昇させて免疫系を抑制するストレスホルモンのコルチゾールを、タンパク質や炭水化物ほど増大させない。

みなさんが多くのダイエットに失敗する主な理由として、拷問《ごうもん》されている気分になって断念し、むしろおいしいものを充分に楽しむ生活をしたほうがいいと思ってしまうということがある。

だが**正しい食品を摂っているかぎりは、ラブラドール脳が欲しがるだけ食べていい**のだ。しかも、もっと食べるように罠にかける化学調味料で作られたのではない、本物の食品を食べていれば、充分に食べたらストップするようにラブラドール脳が命じてくる。体が必要とするより多くの食物が欲しくなることはない。

脂肪は完全無欠ダイエットの基本だが、どの脂肪も同じというわけではない。あとで、どの種類の脂肪が食欲をオフにし、どの種類がオンにするかを学んでいく。

残念ながら、低脂肪食品が人気になった時期に、悪い種類だけではなく、脂肪を全否定する風潮が広まった。だがいまや、高ヘルシー脂肪食が健康に与える利益を享受でき、毎朝その日に食べるものを思い浮かべて、わくわくしながら目覚めることができるのだ。

ダイエットの神話4：「脂肪」を食べると太る

アンセル・キーズのせいで、世間は不健康な無脂肪食に忠実になっただけでなく、デブと病気のもとと信じて脂肪を食べるのを恐れるようにもなった。じつのところ、「脂肪を食べると太る」という考えは、一種の神話にすぎない。

僕は完全無欠ダイエットを構想し試験しながら、もっと多くの脂肪でカロリーを摂った場合には、どれほど急速に太るかを確かめたいと思った。従来ダイエットについて教えられてきたことが真実とすれば、特に脂肪を山ほど食べるなら、3500キロカロリーを余分に摂るごとに0・5キロ太る計算になる。

僕は自分をすっかり不利な状況にまで追いこむため、2009年8月6日、運動をやめて、睡眠時間を5時間以下に削り（これも太る原因とされている）、毎日完全無欠ダイエットの食事で4000〜4500キロカロリーを摂取することを開始した。そして、このカロリーのほぼ7割を「完全無欠な脂肪」（後述）から摂った。

ほとんどの栄養学者の理論によれば、こんな食べ方をしたなら、1カ月で5キロは太ったはずだ。ところが、反対のことが起こった。僕の体はがぜん燃えだしたのだ。頭が冴えわたり、たっぷり眠る必要もなく、腹筋まで割れた。信じられない。そして白状すると、食物を文字どおり詰め込んだ腹がペタンコになった奇跡を、鏡の前でうっとりと眺めることになった。

人生はやはり素晴らしいと感じたので、実験をやめたくはなく、結局2年間つづけた。僕は余ったエネルギーで「完全無欠《ブレットプルーフ》エグゼクティブ」ブログを起《た》ち上げる一方、テクノロジー系大手企業の事業部長というフルタイムの仕事で評価を得た。カロリー計算主義者は、僕が2年後には270キロの巨漢になっているはずと予測したが、実際に増えた体重は、ほんの数キロの筋肉だけ。僕はカロリー制限なんて守るのをやめた。そういう食事をするには、たいそう労力が（もちろんお金も）かかるからだ。そんな必要もないし、おすすめもできない。

誤った研究のせいで悪評をこうむったが、正しい種類の脂肪はヘルシーで、生命維持に不可欠だ。その栄養素はすべて体内で使うために変換される。**正しい脂肪はクリーンに燃焼し、栄養たっぷりで、満足をもたらすエネルギー源で、体も脳も最大限に機能させてくれる。**脂肪は健康な細胞壁の成分であり、受精能力、体温調節、刺激の緩和に必要なものだ。ビタミンA、E、D、Kは脂溶性《しようせい》で、これらを体に吸収するためにも脂肪が必要になる。

端的にいえば、ヘルシーな脂肪は人体の重要成分だ。これこそ人間をつくっているもの。健康な女性の体のほぼ29％、男性の体のほぼ15％が脂肪だ。人体のあらゆるパーツの一部は脂肪でできている。脳もまたしかり。脳も体も機能させるには、オメガ3のような「必須」脂肪酸が必要だが、これは体内では生成できない。こうした脂肪は、正しい割合と分量を食事から摂取しなければならない。

多くの人が脂肪をひどく恐れるようになってしまったが、じつは正しい種類の脂肪は食べても体重が増えることも、いかなる健康上のリスクを受けることもない。ヘルシーな脂肪が体内のホルモン値を維持調整してくれれば、体重は増えるよりむしろ減るのである。

ダイエットの神話5：「カロリー」を減らせば体重は落ちる

太るのは脂肪のせいじゃないと納得されたかもしれないが、だったら犯人はカロリーの過剰摂取だと思うだろうか。実際、多くのダイエット法が、減量の秘訣は「カロリー消費より少ないカロリー摂取」だと説いている。これは体が飢餓《きが》的な状態では、わりと本当のことだ。しばらくのあいだなら飢えによって痩せることもあるし、研究所の代謝室に閉じ込めて、カロリーのデータを測定し、しかるべく食物を与えれば、真のカロリー欠乏を達成することができる。

しかし、そうした**短期集中のダイエットでは空腹ホルモンと代謝が乱されて、通常食に戻ったらリバウンドしやすい**というのは、いまや周知のことだ。インスリン抵抗性、レプチン抵抗性、テストステロン低値、甲状腺異常などが、低カロリー・ダイエットの結果として生じうる。

食事の第一の目的は、頭と体に燃料と栄養を届けることだ。**脳が1日のカロリー消費のじつに25%までを占める**のは知っていただろうか? これを念頭に置けば、減量のために運動を増やしてカロリーを減らしたら、疲れて、やる気が失せるのも無理はないのではないか? ラブラドール脳が全カロリーをとってしまって、人間脳はガス欠になってしまうのだ。

僕は「カロリーは重要じゃない」と言っているわけではない——まったくその反対だ。自分の体の生態をコントロールしていると感じられるためには、充分なカロリーを摂取することが不可欠である。ラブラドール脳はカロリー制限やきつい運動のストレスに、飢饉などの自然災害に対してと同じように反応して、省エネに励む。このせいで、頭がぼんやりし、疲労を感じ、体重が増え、甲状腺障害が生じ、さらにはつねに空腹にさせられる。カロリーの減らしすぎは減量に役立たないという事実に加え、「カロリー消費より少ないカロリー摂取」の鉄則には、とても大きな抜け穴がある——これこそ、バイオハッカーが利用できる抜け穴だ!

牧畜業には「飼料効率」という指標がある。肉牛にエストロゲンを与えると、30%少ないカロリーで太らせられ、業者には大いに節約となる反面、僕らはウシと同様に太らされかねないエストロゲン残留牛を食べるはめに陥る。つまり、少量のホルモン投与によって30％カロリー減でウシが太れるならば、人間が口にするものについても、**カロリーだけが体重を増やすか減らすかの決定要因じゃない**ということだ。

あなた個人のカロリー燃焼の50％までが容易には追跡できないこと、たとえば室温、睡眠、態度、呼吸の荒さなどに関連している、ということも重要なポイントだ。だから、ほとんどの人には、毎日使うカロリーを正確に推計したり、そのカロリーが脂肪由来か糖由来かを推測する正確な方法などない。

異なる食品は体に異なる影響を与えることも考慮すべきである。このシンプルな発想は、数多《あまた》のダイエットの教えにどうやら明らかに反しているようだ。だが、考えてみてほしい――もしもカロリーだけの問題ならば、高果糖コーンシロップ〔異性化糖。果糖ぶどう糖液糖など〕やキャノーラ油のみを摂取して痩せることも可能なはずだ。ところが現実には、時の経過とともにこれらの食品によって体が、脳が、パフォーマンスが破壊されてしまい、**たとえ厳密にカロリー摂取を制限しても減量につながるとは限らない**。

摂取・消費するカロリーの数字を減らすのではなく、食品の質とそれで摂れる栄養素をよくすれば、体が反応して本来の働きをし、脂肪燃焼と栄養吸収に拍車をかけ、カロリー摂取を自然に調整してくれるのだ。

ダイエットの神話6：フルーツは体に良い

あなたは何度「もっと野菜と果物を食べなきゃダメ」と、しかられたことがあるだろうか？　まるで「野菜と果物」で一つの単語みたいに。

しかし、栄養学的に野菜と果物は、魚と自転車ほどしか共通点がない。人は果物を「自然のキャンディ」として健康にいいと持ち上げたがるけれど、じつは果物は野菜よりキャンディとのほうが共通点が多い。野菜が低糖で栄養価がきわめて高いのに対し、果物はおおむね糖と水とわずかな食物繊維でできている。

果物でいちばん問題なのが、含有している主要な糖分、果糖（フルクトース）である。レプチンの説明の際にすでに触れたが、肝臓は果糖をブドウ糖（グルコース）か中性脂肪に変換し、後者は脂肪として体に蓄えられる。

そして**果糖は、この生化学反応を通じて体内脂肪を増やすだけでなく、タンパク質や脂肪とはちがって、摂ったあとに食欲を抑えない**。ほかの糖源のように満足感を与えないので、ほかの種類の糖よりも過剰に摂取しやすいのだ。*3 大量の果糖を含む食品、たとえばドライフルーツ、果物ジュース、ソーダ類、生の果物を飲食すること以上に、手っとり早く食欲を起こさせる方法はほぼ皆無である。

果糖を食べることは、ウエストラインに悪いだけでなく、いくつかの点で心臓病や動脈損傷の原因にもなる。1つ目は、前述したとおり、中性脂肪値を高めること。これは心臓病の前兆という定説がある。また、皮膚や動脈の主な結合組織であるコラーゲンなどのタンパク質や脂肪と結合しやすく、コラーゲンと結びつくと有害な終末糖化産物（AGE）を生成する（「糖化」とは糖の分子がタンパク質、DNA、脂肪と結合すること）。

うまく名づけたもので、この「終末産物」は老化のプロセスに一役買い、体内に酸化ストレスを加えていく。[*4] AGEは肌のしわの主要因であるばかりか、動脈も老化させ、アテローム性動脈硬化症を引き起こすおそれもある。

果糖はそのうえ腸内の悪玉菌を養って、体にダメージを与える。**消化管に入った果糖を病原菌が選択的に食べ、繁殖するのだ**。これは小腸内細菌過剰繁殖（SIBO）という病気が起こる理由の一つのようだ。[*5]

果糖が大好きな悪玉菌の中には、自身の代謝の副産物として尿酸を生成するものもある。体内に尿酸が蓄積されすぎると関節や皮下に、あるいは腎臓にも、尖った結晶が沈着して、腎結石を生じることがある。この尿酸の沈着が全身にできたとき、最も痛くてつらい関節炎とされる「痛風」を発症する。

シリコンバレーでは、不穏なほどに数多くの仲間や同僚たちが、早くも30代から痛風を患《わずら》っている。医師には肉食のせいだと注意されているが、僕は10年にわたって仲間からの相談に、痛風をなくすには果糖の摂取を減らすようアドバイスしており、これは肉食を減らすよりも功を奏している。

主流の医学界では果物は健康にいいと誇張しすぎている一方、果糖のリスクは黙殺されているが、果糖の危険性を警告しだした医師もいる。ロバート・ラスティグ博士は、健康研究の第一人者であり、『ファット・チャンス』（未邦訳）の著者で、サンフランシスコにあるカリフォルニア大学の小児内分泌障害の専門家だ。

ラスティグ博士は**「平均的な濃度」の果糖の摂取でも、パフォーマンスにかなり妨げになる**という結論に達した。毎日少量の果糖を食べるだけでも脳や体に良くなく、これが、完全無欠ダイエットでは果糖を1日に最大でも25グラムまでが望ましいとしている理由である。これは大きめのりんご2個に含まれているくらいの量だ。

僕が1日に何個もフルーツを食べていたとき、余分な50キロの脂肪がなかなか落ちなかったのも、むべなるかな！　過剰な果糖を避けることは、ウエストラインをほっそりさせ、食欲を撃退するための最善の策だ。「1日りんご1個で医者いらず」は、もうおしまい。このことわざは、今後は「1日りんご3個で医者が儲かる」にすべきだろう。

ダイエットの神話7：減量には「長時間の運動」が必要

体重140キロだったころ、僕は痩せようと、多くの時間とエネルギーをジムで費やしていた。なんたる壮大な無駄！

僕はいまや、バイオハックと自己実験と、世界でも一流の専門家と働ける幸運のおかげで、もはや引き締まった筋肉質の体型を維持するのに、それほど長い時間を割くまでもない。脂肪を山ほど食べても、どうやって燃やすか心配することもない。いまの僕の体は、効率よく脂肪を代謝してエネルギーに変えてくれる。完全無欠ダイエットと断続的ファスティング（詳細は後章）の開発に用いた工夫のおかげで、体がエネルギー源となるものを、糖から脂肪へと難なく切り替えてくれるのだ。

減量に関して最大の誤解の一つに、カロリー燃焼が体重減とスリム化に直結するという考えがある。しかし実際には、減量には運動より食事のほうがずっと重要である。バイオハックの過程で運動に関して発見した、さらに驚愕の事実は「**過剰な運動はむしろ体重を増やす**」ということだ。過剰なワークアウトは、減量という目的にはかえって裏目に出る。もしあなたが毎日痩せるために運動しているなら、自分で自分の首を絞めているようなものだ。

体はきつい運動に対し、他のストレス要因に対するのと同様に反応して、体内のコルチゾール値を上昇させる。コルチゾールは、血糖を増大させ、免疫系とともに骨形成までを抑制するホルモンだ。コルチゾール値がずっと上昇したままだと、おなじみの体重増加、筋肉減少という結果を招く。

とはいえ、完全無欠ダイエットでは、運動や体操を禁じているわけではない。動きまわることは神経系、脳、解毒システムにとてもいいことだ。積極活動派の僕としては、後章で完全無欠な運動法をおすすめしたい。**多くの人たちが毎日の運動で得ようとしている体に良い効果を、週1回・短時間の運動で得ることができる。**

完全無欠ダイエットでは必ずしも減量に運動は必要ない。体重を落とし、筋肉をつけ、人生最高の体型の維持を助けるのは、あなたが口にする食べ物なのである。

ダイエットの神話8：コーヒーは体に悪い

残念ながらコーヒーによく見られるカビ毒の健康への悪影響は、前述したとおり。しかし多くの人が、カビ毒に関係なくコーヒーは体に悪いと信じている。コーヒーは100年近くも前から、代替品メーカーのあこぎなネガティブキャンペーンの標的にされてきた。事実、コーヒーに関するネガティブな通念の多くは、1920年代の広告宣伝に由来しているようだ。この当時、ある会社が、焼いた穀物から作ったポスタムという飲料を、コーヒーより健康的だと謳《うた》って売り出した。ポスタムは食品業界の片隅に追いやられたのに、彼らが謳った神話のほうはまだ根強く残っている。

コーヒーと健康に関する研究はあっちへ行ったりこっちへ来たり、体に良いとの報告もあれば有害だと示すものもある、といった状態だ。ややこしく見えるが、理由は単純である。悪いコーヒーは体に悪い。科学者はこうした研究を行なうときに、コーヒーの種類すら区別しない。加工法、豆の供給源などの条件も統制せず、大多数が食料品店で売っているインスタント製品を使うが、これは抽出型のコーヒーと比べるとカビ毒が多いことがわかっている。

カビ毒の影響を除いて全体を見れば、コーヒーはあなたが食しているほかの何より「スーパーフード」であることは明白だ。研究が進めば進むほど、**コーヒーは――カビが生えていても――集中力、記憶力、パフォーマンスを高めることが証明されてきた。**脳卒中や糖尿病のリスクを低減させると示した研究もある。[*6]

第1章で述べたとおり、**コーヒーは善玉の腸内細菌のえさとなるポリフェノールを大量に供給する。**[*7]ポリフェノールは赤ワインとチョコレートがその含有量の多さで知られるが、じつはコーヒーのほうがずっと大量に含んでいる。

フレッド・ハッチンソンがん研究センターは、コーヒーを1日に4杯以上飲む男性は前立腺がんの再発リスクが59%低いことを発見した。また、コーヒーは発熱性が高く、すなわち脂肪減少を促し、（適切に用いれば）エムトールという体内物質（詳細はあとで）を抑制して筋肉の形成にも役立つ。さらには、コーヒーは強力な抗酸化剤でもある。実際アメリカでは抗酸化食品ナンバーワンだ。抗がん利用の研究まで進められている。*8

それゆえ、コーヒーと正しい脂肪をミックスすると、驚異の飲み物が誕生することになる。飢えと欲求を打ち負かし、新たなエネルギー源で脳をぱっと目覚めさせ、体重を減らし、筋肉をつけ、集中力とパフォーマンスを高めてくれる。この飲み物「完全無欠《ブレットプルーフ》コーヒー」は本書の食事プログラムの中心をなすものだ。お試しいただけるときが待ち遠しい。

ダイエットの神話9：「塩」が体の不調をつくる

僕が7歳だった1979年、アメリカ公衆衛生局長官がこう勧告した。「諸研究から、明らかに（略）高い塩分摂取量と高血圧とには因果関係が認められる」。このため僕は塩を制限するたびに自分がとても正しいことをしている気になっていた。

だが問題は、人間は塩なしでは生きられないということだ。体内に適正量を保つことは不可欠だ。そのうえ、**体はストレスがあるときにこそ塩分を必要とする**。というのも、塩分は副腎反応の重要な部分を担っているからだ。

ご存じのことと思うが、副腎はホルモンの多くを生成している。ストレスホルモンのコルチゾールもそう。副腎が慢性的にストレスにさらされて、高濃度のコルチゾールを生成しつづけたら、疲弊しきって、ほかの重要なホルモンを生成できなくなる。その一つが、アルドステロン。これは体内のナトリウム値とカリウム値のバランスをとるものだ。

副腎にストレスが蓄積してアルドステロンが分泌できないと、脱水症状と低血圧になって、結果として塩分が無性に欲しくなる。僕は副腎が極度に疲労しきった時期に、このことを思い知らされた。このとき僕はノルアドレナリン／アドレナリン比の検査結果で、46という数値をたたきだした。8を超えると、極度の副腎疲労ということだ。

僕は元気と健康を取り戻すため、食事に加える塩を増やすことにした。それ以後、**水に溶かした小さじ1／2〜1杯の海塩を起き抜けに摂ることで、夜までエネルギーを高くキープできている**。朝起きてすぐが、体が塩を最も効率よく使う時間なのだ。

これまで塩の健康への悪影響が喧伝《けんでん》されてきたが、低塩ダイエットはむしろ体に害になることが科学的に証明されている。

「アメリカ高血圧学会誌」掲載の23件の研究のサマリーによれば、塩分（ナトリウム）摂取を1日に2500ミリグラム以下に制限した場合には、先ほど説明したようにアルドステロンが調整できなくなるばかりか、血漿《けつしょう》レニン活性が高まって、心臓発作のリスクが劇的に高まる。加えて、インスリン抵抗性も高め、肥満を招く。交感神経の働きが、つまり闘争・逃走反応が激しくなる。血清コレステロール値が上昇する。そして中性脂肪値も上昇する。[*9]

現在、専門家が推奨しているナトリウムの最大摂取量は2300ミリグラムだが、この研究は、ほとんどの人にとって適正な量は2500〜6000ミリグラムで、**絶えず塩分量を下げるよう追いこむのはストレスになり、心臓発作を生じかねない**と結論づけている。また別の研究は、塩分摂取を増やすと、アポリポ蛋白《たんぱく》Bが減少することを示している。[*10]このリポ蛋白は悪玉コレステロール以上に、冠状動脈性心臓病に関連があるものだ。[*11]

多くの医師が塩分摂取は高血圧につながると警告しているが、研究からは、塩分にそのように反応するのはすでに高血圧の人だけであることが明らかだ。[*12]高血圧には、じつのところ、カルシウム、マグネシウム、カリウムの不足など、多数の要因が考えられる。

僕が見つけた最高級の塩は、ユタ州やヒマラヤ山脈の汚染ゼロの古代海底地層から採れる「ピンクソルト」だ。料理に加える塩を増やすだけでも、元気とパワーを実感しながらストレスと闘う助けになるが、使う塩を固結防止剤など添加物の使われていない海塩に切り替えれば多大なアップグレードになるはずだ。

ダイエットの神話10：「何事もほどほどに」が成功のカギ

世間ではよく「何事もほどほどに」と言われるが、食に関しては、これはまったくの誤りだ。鉛やシアン化合物に「ほどほどの量」などなく、体を疲れさせ、頭をボーッとさせ、数時間後にはパフォーマンスをがた落ちにする有害物質を控えめな量でも摂取するなんて、とんでもない。**あなたが口にするどんな小さなものも必ずパフォーマンスに影響する**、と心得ておこう。中には人を強くする毒素もあるが、DNAを損なうカビ毒のように、摂取量に関係なくプラスの作用は皆無のものがほとんどだ。

完全無欠ダイエットは、0か100かの減量法ではない。健康、パフォーマンスを正しい方向に導く食品を少しでも多く、ためにならない食品を少しでも少なく摂るよう、より良い選択をしていくためのシンプルな道しるべだ。

たとえ栄養面でハイリスクな食品を多少摂っても、あなたがダメな人間というわけでもなければ、脱落したことになるわけでもない。おおかたラブラドール脳が優勢になったか、パフォーマンスを向上させないと知っていても、大好物を食べようと意識的に決めたのだろう。しかし、どの食品があなたを完全無欠にし、どの食品が少量でも悪く働くかを理解していなければ、どうにも決断のしようがない。

これはグルテンや大豆といった、万人にとってハイリスクな食品にも、ある人には完全無欠だが別の人にはハイリスクとなるような、やや注意の食品にもあてはまる。グルテンを含まない発芽穀物は、どちらともいえない人もいるだろうが、アレルギー体質の人にはハイリスクになる。重要なのは、あなたにとってどうかだ。

あとで説明する「2週間プログラム」を使えば、どの食品があなたを完全無欠にするかを、そして最終的には自分の体を完全にコントロールする方法を学ぶことができる。これはあなたが最高の気分でいられ、かっこよく見え、厳しい人生を意のままにできるカギとなる。「何事もほどほどに」では、ほどほどのパフォーマンスしか得られない。中庸《ちゅうよう》を拒んで、もっと素晴らしい目標を掲げよう。ほどほどは、「完全無欠」からはほど遠い。

Chapter 3

カロリー計算をやめて、もっと脂肪を食べよう

脳は脂肪でできている

僕は、シリコンバレー保健研究所（ＳＶＨＩ）でアンチエイジングの専門家と生化学者から長期にわたって話を聞いてきたことに、自分なりの調査研究とバイオハックを重ねるうち、**直感に反した基本原理が明らかになり、これまでダイエットに関して知っていると思っていたことがあっさり覆された。**

ＳＶＨＩの幹部として、医学と栄養学のエキスパートから学ぶチャンスがあった僕は、栄養学は単なるカロリー計算よりずっと複雑なものだと教わった。食物を単純化するような考え方は、語りやすいかもしれないが、意味がないのだ。

僕はマスコミにはびこる言説に反して、正しい種類の脂肪とカロリーの摂取を増やした

ところ、パワーとエネルギーが飛躍的に高まり、気分爽快になり、頭脳も元どおりにきちんと働くようになり、まさかと疑うほど簡単に減量できた。

脂肪とカロリーのどんな供給源が、断然最高で最も着実な結果をもたらすかを、さらに詳しく調べる過程で、完全無欠ダイエットが形成されていった。そこで僕は発見した。脂肪は良くも悪くもない。タンパク質も良くも悪くもない。炭水化物でさえ良くも悪くもない。食物も主要栄養素もそんな単純なものじゃないのだ。けれど本書では、僕が施したさまざまなハックによって、すべてをできるだけシンプルに見えるようにしている。

脂肪を食べても太らない

脂肪は最も重要で最も炎症性がない主要栄養素で、完全無欠ダイエットでは1日のカロリーの50〜70％を正しい種類の脂肪で摂るように定めている。

ただし、手近にあるどんな脂肪を食べてもいいというわけじゃない！　本当にあなたを太らせる「悪い」脂肪が存在する一方で、**正しい種類の脂肪はかなりの量を食べても太らない**。むしろヘルシーな脂肪をたくさん摂ると、これらを自然にエネルギーに変える体の態勢がいっそう整っていく。

脂肪はカロリーが高いから食べるなとよく言われるが、高速で走る高性能車の製造では、レギュラー燃料よりエネルギー効率が高いハイオク燃料を使うように設計する。僕ら人間の場合も、脂肪を燃やしてエネルギーに変えるよう体に教え込むと、通常では得られないエネルギーをもつ高性能マシンになるのだ。

人間の細胞、臓器、脳はどれも脂肪でできており、最適な働きをするには良質な脂肪が必要だ。脂肪は、神経の電気を効率的に流すミエリンという神経繊維の髄鞘《ずいしょう》の主成分でもある。**ミエリンが増えれば、文字どおり頭の回転が速くなる。**

もっと脂肪を食べようと推奨されると、たいがい心配になるのがコレステロールだが、これは必要に応じて肝臓で作られるほど体には必須のものなのだ！　つまりコレステロールは、必ずしも敵というわけではない。たとえ食事でいっさい摂取しないようにしても、体はなおも、多くの基本機能に必要な量のコレステロールを生成する。細胞膜や、腸内で食物の消化に使われる胆汁酸、そしてホルモンやビタミンDを作るための主成分でもある。

炭水化物を摂りすぎず正しい脂肪を充分に食べれば、体は効率よく脂肪を燃やしてエネルギーにし、健康な細胞膜を形成していく。平均で男性は少なくとも1日１２０～１５０グラム、女性は90～１２０グラムの脂肪を摂取していきたい。ただし、厳密な適正量を定めるには、体重や活動レベル、遺伝的特徴、空腹感のすべてが関わってくる。だからヘルシーな脂肪が毎日のカロリーに占める割合に、50～70％と幅をもたせているわけだ。

「いい脂肪」「ダメな脂肪」とは何か？

では、「正しい」種類の脂肪とは何なのか？

栄養学者で初期のトランス脂肪酸研究者のメアリ・イニグ博士は、昔からヘルシーな脂肪を多く含んだダイエットを支持していた。イニグ博士は、脂肪を理解するための２つの基本を定式化している。１つ目は、脂肪の分子の長さ。食用脂肪では原則として、分子が短ければ短いほど、希少で抗炎症性がある。このため完全無欠ダイエットは、バターに見られる酪酸《らくさん》やココナッツオイルに見られる数種の中鎖脂肪酸も含め、適量の希少な中鎖・短鎖《たんさ》脂《し》肪酸《ぼうさん》を摂るようにしている。

脂肪を理解するための２つ目のポイントは、どれほど安定しているか、だ。

酸素は生物にとって不可欠ながら、同時にサビ化や酸化といった、きわめて強力な化学反応を起こし、脂肪を傷める犯人でもある。

最も安定しているのは「飽和脂肪酸」だ。というのも、飽和脂肪酸の分子には、酸素が酸化でダメージを与えられる余地がほとんどないからだ。**酸化した（ダメージを受けた）脂肪は老化を加速させ、体に炎症を起こし、効果的でない細胞膜を作る**。体が酸化した脂肪を細胞膜に組み込むしかないならば、このダメージを負った脂肪はフリーラジカル（細胞膜の破壊を促す活性因子）を生じて、体のシステムに負担をかける。だから体は、細胞膜とホルモンを作るのに飽和脂肪酸を使うのだ。

次に安定しているのが「一価《いっか》不飽和脂肪酸」。これが比較的安定しているのは、酸素がダメージを与えうる場所が一つ（一価）しかないからだ。

不飽和脂肪酸は、最も安定しておらず、最も炎症性が高い脂肪だが、人体はこれもいくらかは必要としている。不飽和脂肪酸には「オメガ3」や「オメガ6」といった種類があり、これらは独特の化学構造をもち、体に加える作用も異なる。特にオメガ3は抗炎症作用をもつが、たいていの精製植物油は「多価不飽和オメガ6」で構成されているので、ふつうの洋食にはあまり見られない。

洋食で最もよくあるタンパク源の**鳥肉もオメガ6のほうを多く含んでいる**。こうした理由から、完全無欠ダイエットでは、魚やクリルオイルといった供給源からオメガ3の摂取を増やし、オメガ6の摂取を減らす（が完全に排除はしない）ことを重視している。

前章で見たとおり、飽和脂肪酸は、アンセル・キーズが偽の研究を用いて心臓病の原因になるという自分の主張を裏づけて以来、すっかり悪者にされていたが、60万人以上の被験者の協力を得た76件の学術研究の緻密な分析により、じつは飽和脂肪酸の摂取は冠状動脈性心臓病のリスクと関連がないことが判明した[*1]。

この件は、僕が経験を積んだアンチエイジング界ではつとに知られている。

タンパク質を食べすぎると頭がボーッとする

僕は何年にもわたって、限られた量の飽和脂肪酸とたくさんの一価不飽和脂肪酸を摂る高タンパク質ダイエットをしていたが、低炭水化物ダイエット中の人によく見られるのと同じ問題に悩まされていた。つまり、タンパク質を増やし炭水化物を減らすことで体重を大きく落とせたものの、理想の体重に達する前に行き詰まってしまい、頭がボーッとしがちだったのだ。

高タンパク質ダイエットを始めて3カ月で、約20キロのぜい肉と炎症とおさらばできたが、減らしたかったさらに20キロが、なかなか落ちてくれない。そのうえ、先に減らしたぶんをキープするために多大な意志の力を要した。

数年間の実験ののち、捨て鉢になって厳格な菜食に切り替え、ごくわずかしかタンパク質を摂らないビーガン生食法さえも試した。ほんのつかのま、この方法はとてもよく効いて、炎症の全体レベルがぐんと低減された。そこで僕は、これまではタンパク質の摂りすぎから炎症を起こしていたらしいと気づいた。だが生食ビーガンとなって2~3カ月が過ぎたころ、自分の健康が正しい方向へ進んでいないと感じ、食事中のタンパク質を増やす方向へ切り替えた。ただし、今度は中程度の量にとどめて、良質のタンパク質だけを摂るよう心がけた。

このときだった、僕が真の成功への一歩を踏み出したのは。もし食事からこれほどタンパク質をカットしていなかったら、タンパク質の摂りすぎが炎症の原因とはわからなかったろう。調査を進めて、「**タンパク質は他の主要栄養素より消化しにくいせいで過剰摂取すると炎症を起こしうる**」ということは、やはり科学者たちも発見していたのを知った。

ヘルシーな脂肪と比べると、タンパク質からブドウ糖を作ってエネルギーに変えるのは難しい。なぜなら、タンパク質を効率よく加工するには肝臓に燃料が必要であり、その燃料は脂肪かブドウ糖から得なくてはならないからだ。これが、低脂肪・加糖ゼロ・高タンパク質の食事をとって、そのときは満足できても、あとでまた甘いものが欲しくなる理由の一つだ。

グリコーゲン（糖源）と脂肪が豊富にないと、体はタンパク質をすっかり分解するのに糖が必要になる。この30年間にわたり、高タンパク質ダイエットは、たいてい糖と脂肪を少ししか食べないとの理由で健康の代名詞になった。だが実際には、高タンパク質・低脂肪ダイエットは、高炭水化物ダイエットよりはいいかもしれないが、適量のタンパク質とたっぷりのヘルシーな脂肪も摂取するダイエットこそ、最善の結果をもたらすのだ。

鳥肉は「低質のタンパク質」なので控えめに

完全無欠ダイエットでは、適量の（過剰ではなく）ごく良質のタンパク質を摂取することに主眼を置いている。異なる種類の脂肪が体に異なる影響を与えるのと同様、あなたが食べる**タンパク質はその種類ごとに、免疫系、炎症、筋肉増に独自の影響を与える。**「タンパク質は健康にいい」という極端な単純化のせいで、加工食品メーカーは低品質のグルテンや大豆などを商品に詰め込めるようになった。

だが完全無欠ダイエットでは、炎症性がより低く、体が加工しやすく、生物学的利用能《バイオアベイラビリティ》がより高いタンパク質を重視することで、体を作る良質の原材料をとりいれ、大きなエネルギーを得ることになる。

もちろん、あなたがハイレベルな運動選手だとか大量の筋肉をつけようとしているならば、目標を維持するには、ふつうの人よりも多くのタンパク質を摂取すべきだ。だが、たいていの人なら1日のカロリーの20％までを、低水銀の魚、牧草飼育《グラスフェッド》の牛肉やラム肉、放し飼い鶏卵、魚由来のコラーゲン、純正なホエイコンセントレート（乳清濃縮物）といった完全無欠なタンパク源から摂りたい。鳥肉はやや低質なタンパク質なので、控えめに食べよう。

タンパク質は筋肉量や骨密度を維持して生存するために不可欠のものなので、食べすぎや不足にならないよう、体と脳が強力なフィードバック機構をもっている。だから、タンパク質が欲しいと感じたら、もっと食べよう。卵をもう1個食べると思うと気分が悪くなるのなら、食べるのを減らすことだ。

毎日のカロリーの20％より多くをタンパク質で摂取することが、ためになる人もいる。たとえば、大幅に減量したいのに、ともするとレプチンおよびインスリン抵抗性がある人や、ストレスを受けている人（厳しい運動療法をしている、寝不足など）、そして加齢による筋肉の衰えに悩まされている人たちだ。

毎日摂取すべきタンパク質の正確な分量は、性別、年齢、筋肉対脂肪比によって大きく異なってくる。ごく一般的な原則は、体重1キロあたり1日のタンパク質を0・72〜1・65グラムの範囲で試すこと。これがざっとカロリーの20％に相当して、たいていの人が（前出のような例外はあるが）LBM（除脂肪体重）、ホルモンバランス、好ましい窒素濃度を保てる適正量だ。[*2]

どうタンパク質を選べばいいか、教えよう

ほとんどの食料品店でミスリードな食品表示が付されている現状では、どの形状のタン

パク質がいちばんヘルシーかは、とてもややこしくて判断しがたいだろう。そこで、簡単にまとめてさしあげよう。

オーガニック（有機栽培）で牧草飼育《グラスフェッド》の肉は、穀物飼育《グレインフェッド》や普及品の肉と比べて栄養が豊富で、毒素が少なく、ほかのどんな食品よりも多くの抗酸化物質、オメガ3脂肪酸、微量元素、ビタミンを供給してくれる。**グラスフェッドの肉を摂取することは、病気予防、脳機能の改善、減量、そして完全無欠になるための最善の方法の一つだ。**

２００６年、ある研究で３種の肉の脂肪酸の構成を測定した。解体処理する直前の80日間だけ穀物で育てられた牛と、穀物と綿実《めんじつ》・タンパク質混合物をミックスした「副産物飼料」で育てられた牛と、完全グラスフェッドの牛の肉だ。*3

グラスフェッド牛には、ヘルシーなオメガ３脂肪酸と共役《きょうやく》リノール酸が大量に含まれていた。共役リノール酸は天然由来のトランス脂肪酸の一種で、脳機能を向上させ、体重を減らし、がんのリスクを低減する。80日だけ穀物をえさにしただけで、牛肉のオメガ３と共役リノール酸を破壊するのに充分だったうえに、穀物を長期間与えるほど肉の質は低くなっていった。グレインフェッド牛はオメガ３の含有量がごく少なく、有意の食物源とは認められなかった反面、グラスフェッド牛はこの脂肪酸のよい供給源と考えられるほど、オメガ３をたっぷり含んでいた。

正しい科学は再現可能なものである。2008年、グラスフェッドとグレインフェッド牛肉のさまざまな栄養素を比較する研究が、ふたたび行なわれた。[*4] グラスフェッド牛は、高濃度のカロチノイドを含有していた。脂肪を黄色く見せている色素だ。一般に、カロチノイドが多く含まれる物質ほど栄養豊富である。**(グラスフェッドバターのように)黄色い脂肪は栄養価が高く、栄養分が濃厚なしるしだ。**この肉を調理すると、脂肪が黄みがかっていることに気づくはず。カロチノイドが多いのは、抗酸化物質と栄養素と味わいが豊かということだ!

また、グラスフェッド牛肉はグレインフェッド牛肉と比べて脂肪分がやや少ないという程度だったが、それぞれの脂肪の種類が大きく違っていた。グラスフェッドのほうが多くの飽和脂肪酸、オメガ3脂肪酸、共役リノール酸、バクセン酸(共役リノール酸と同様に機能するもの)を含んでいた。そしてグレインフェッド牛肉とグラスフェッド牛肉は、ほぼ同量のオメガ6脂肪酸、多価不飽和脂肪酸、コレステロールを含んでいた。まとめると、グラスフェッド牛肉のほうがオメガ6とオメガ3の含有比が好ましく、全般にヘルシーな脂肪を含んでいたわけだ。

オーガニックミートはグラスフェッドの肉と同じように体に良いと考える人もいるが、これらの研究からは、グラスフェッドとグレインフェッドの肉の脂肪組成の違いが飼料に厳密に関係していることは明らかだ。

栄養のある飼料で育っていないと、家畜は栄養のある食物にならない。新鮮でないゴムみたいなクマ肉（たまに飼育場のえさに混ぜられる）が魔法のごとくビタミン、ミネラル、ヘルシーな脂肪に変わったりはしない。牛にジャンクフードを与えれば、牛はジャンクフードになる。反芻《はんすう》動物は草を食べるようにできているのだ。

ママは正しかった——野菜に「多すぎる」はありえない

完全無欠ダイエットでは栄養豊富な野菜をたくさん食べる。ここは、しっかりと読んでほしい。「野菜と果物」じゃない。前章で述べたとおり、果物はパフォーマンスを落とす果糖をたっぷり含んでおり、少しだけにするべきだ。しかし野菜はきわめてヘルシーなので、できるだけ多くの野菜を摂りたい。

野菜に関しては食べすぎということはない。僕が勧める量は、食品医薬品局（ＦＤＡ）の定める１人前の摂取基準量に換算すると、１日に摂るべき野菜の6～11人前に相当する。すでに説明した脂肪とタンパク質に加えてこれでは食べすぎのように思えるなら、それはそれでけっこう！　もっと食べる量を減らしたくなるのは、いいことだ。こうしたガイドラインを守ることを自分に強制しないでほしい。

これら推奨量のすべてに幅をもたせているのには理由がある。例として、もし脂肪から

1日のカロリーの70％を摂るならば、50％しか摂らない人よりタンパク質の必要量はやや少なめになるだろう。

野菜は元来カロリーが低いので、完全無欠ダイエットの食事プランでは、他のどの食品グループよりも1日の摂取量が多いのだが、そのじつ、野菜からは1日のカロリーの20％しか摂ることにならない。

野菜はみな同じにはできていない。たくさん食べるものだから完全無欠ダイエットでは、最大限に栄養があり、含まれる反栄養素が最小限の野菜を中心とする。こうして、動物性食品から摂らない微量栄養素の所要量をすべて満たし、糖や精製炭水化物だらけの食品を摂取する必要をほとんどなくす。

そして心配はご無用――もしあなたが野菜嫌いでも、海塩やおいしいグラスフェッドバターをかければいいのだ。

炭水化物をカットすると、うまく眠れなくなる

完全無欠ダイエットでは、1日のカロリーの5％だけを果実とでんぷんから摂ることとして、減量を優先するならば、「2週間プログラム」で説明するとおり、ほとんどの日はこれらを避けるべきだ。

良質のタンパク質、脂肪、野菜から多くの微量栄養素を得ることで、白米のような完全無欠なでんぷんや、サツマイモ、ヤムイモ、ニンジン、カボチャなどのでんぷん質の多い野菜を摂取する必要は激減する（が完全に排除されはしない）だろう。

何日間もつづけて炭水化物をまったく摂らないでいると、基本的な生理過程に必要な量の糖すらも体内になくなるほど、炭水化物が不足する危険がある。これは、何カ月も炭水化物ほぼゼロの食事をつづけるダイエットに成功した人たちを含めた「ケトン食事法」の支持者たちのあいだで論争の的になっていることだ。

多くの炭水化物を長くカットしつづけたとき、まず起こる症状の一つが、激しいドライアイだ。 炭水化物がここまで不足すると、睡眠の質も悪くなる。そこまでの低炭水化物にする必要はない。炭水化物を長期間まったく食べないと、甲状腺にダメージを負うおそれもある。[*5]

僕は低炭水化物ダイエットに取り組んだ時期があったせいで、以前は、多くの甲状腺の問題に悩まされていた。体重を維持するため、または激しい運動のあとでは、１日に１〜２人前の炭水化物を摂ることで低炭水化物状態になりすぎず、なおかつ低炭水化物ダイエットの恩恵を得ていける。大幅に減量するには、炭水化物を少なくすることは、たしかに有効だ。

「冷や飯」が善玉菌を育てる

「レジスタントスターチ」（難消化性でんぷん）と呼ばれる、特異なタイプのでんぷんがある。これは腸内フローラ（細菌叢《そう》）を激変させて、酪酸塩《らくさんえん》という有益な脂肪酸を生成させることができる。あるいは、リチャード・ニコリーの人気ブログ「獣を解き放て」（Free The Animal）で、レジスタントスターチに関するとても刺激的な記事をもう読んだ方もいるかもしれない。僕はそこで初めてこの件を知った。

　レジスタントスターチは、ごく一般的なでんぷんよりも、食物繊維やプレバイオティクスのように働く。プロバイオティクスが腸内細菌そのものを指すのに対し、プレバイオティクスとは腸内細菌のえさである。

「レジスタントスターチ」という名は、このでんぷんが消化されにくいことに由来する。この種のでんぷんが面白いのは、**体内で分解されないので食べてもインスリン値を上昇させず、結果として血糖値に問題を生じない**ことだ。レジスタントスターチが腸内の善玉菌のえさになる人も（誰でもではないが）いる。

　レジスタントスターチは胃で消化されないから、そのまま結腸に届く。いくつかの研究によれば、[*6]結腸内の善玉菌はレジスタントスターチで繁殖し、これを消化する過程で酪酸塩（酪酸）という短鎖脂肪酸を生成する。酪酸塩は健康な消化器官と健康な脳のために不可欠なものだ。バターがとても完全無欠なのは、酪酸が豊富だからでもある！

２週間の完全無欠プログラム中にレジスタントスターチを試すことは、おすすめしない。予測不能のあらゆる種類の影響が出るかもしれず、食事に入れることに慣れるには、６週間以上かかる可能性があるからだ。もしも胃でレジスタントスターチを処理できなければ、腸内細菌のバランスを崩しかねないという新しい説もある。これはふだん加工肉を食べていたり、過去１年以内に抗生物質を服用している人に起こりそうなことだ。

問題に対処するために、胃腸病原体検出パネルキットを入手するとか、腸内細菌の遺伝子シーケンシングを行なうこともできる（僕は両方やった！）。これは時間をかけるに充分値するバイオハックではあるが、厳密に行なうには本書の限界を超えた労力を要するし、特定のプロバイオティクス（善玉菌）を機能させることが求められそうだ。

とはいえ、**食事にレジスタントスターチを含めることで腸内フローラをハックして、健康全般を改善できる人も中にはいる**。レジスタントスターチのもう一つの利点は、夜に摂取すると血糖値を安定させ、セロトニンの成分を提供して、快眠に導くことだ。

レジスタントスターチの主要なタイプは、ポテトスターチや冷ました白米（冷や飯）などに含まれている。人により反応の強弱があるから、試して、自分に効くか確かめてみるといい。

「ゼラチン」がパフォーマンスを上げる

腸内フローラでレジスタントスターチをうまく処理できない人が多いため、これは完全無欠ダイエットの2週間プログラムに含めてはいない。2週間のダイエットでも腸内フローラは改善されるが、メンテナンス・モードに入ってからこれを含めれば、もっと良くなるかもしれない。レジスタントスターチについての研究は新しく、関連する論文は年月がたつほどに、どんどん発表されることが期待できる。しかし、あなたが自身のバイオハッカーになって、どの種類のレジスタントスターチが有効かを確かめていけば、いますぐメリットを得られるだろう。

たとえ、14日間のプログラム終了後にレジスタントスターチを試したものの、膨満感《ぼうまんかん》と不快感が止まらないという結果になっても、どうか悲観しないでほしい。先進的なバイオハックの実験を行ない、専門家に相談したにもかかわらず、僕もレジスタントスターチはほぼ全滅だったのだから。

聞けば、西洋食ではあまり知られていない、**腸内で善玉菌を育てて酪酸を作る方法が、もう一つある**という――ゼラチン、コラーゲン、肉の結合組織（リブとかね！）を摂取することだ。僕の場合はこれらの食品のほうがレジスタントスターチを摂るより、気分もパフォーマンスも良くなるが、ここには個人の遺伝子、腸内細菌叢、そして消化管の物理的構造までが影響していそうだ。

さて、わかったところで、バイオハッカーになって、自分にはレジスタントスターチとゼラチンのどちらが効くか確かめてほしい。そしてどちらに転んでも、ゼラチンやコラーゲンは重要なタンパク源なので食べつづけるように！

あなたの摂取するものが、2週間プログラムの完全無欠なでんぷんか、レジスタントスターチか、コラーゲンかにかかわらず、肝心なのは腸内細菌を養うことだ。

僕は完全無欠ダイエットの開発中に、**エスキモー民族の一部はまったく炭水化物を摂らないで生きつづけている**と聞き、それが自分の健康とパフォーマンスにどう影響するかを試してみようと決めた。この実験の結果は、腸内細菌が文字どおりの意味で飢えてしまい、また、腸壁を効率よく維持できるだけの炭水化物を体内に保てなかったせいで、たくさんの新しい食物アレルギーを発症してしまった。

たいていの人は、完全無欠ダイエットで1〜2日おきに、でんぷん質の野菜1〜2人前に加えて、レジスタントスターチとゼラチンの両方を摂ってもいいだろう。悲しいかな、ステーキとバターだけの食事法は、たとえ一度に数日なら効果大でも、長期間は効かないものなのだ。

果物が「集中力とエネルギー」を奪う

完全無欠ダイエットでは、体に入れるに値しないハイリスクな食品群を定義している。あなたを太らせ、不活発にし、弱らせる一方で、ほとんど、あるいはまったく利益をもたらさないものだ。避けるよう努めるべき個々の食品に関してはあとで検討するとして、まずは、僕がハイリスクと考える食品の主要なタイプについて論じていこう。おいしい脂肪と良質のタンパク質とともに、たっぷりの野菜と少量か中程度の炭水化物を摂取しながらも、これらの食品を見過ごしてはならない。

果糖（フルクトース）がいかにあなたを太らせるか、中性脂肪値を上昇させ、組織を老化させ、意志力を奪うかはすでに述べた。一般的な砂糖は果糖とブドウ糖が半々でできている。ということは、砂糖は、果糖そのものや、もっと甘くするためにブドウ糖を果糖に変える工程を経ている高果糖コーンシロップよりは、まだしも害が小さい。

果糖はふつうの砂糖より中性脂肪値を大幅に上げ、結果として砂糖より代謝障害を引き起こすが、砂糖の問題は果糖とは違って、コカインがするのと同様に、多くの人の脳の報酬中枢を刺激することだ。しかし砂糖は合法だから、どこにでもある。糖を大量に摂取すると脳のドーパミン受容体数が減少して、体内のドーパミン生成で得られるエネルギーや快感を感じにくくしかねない、との研究もある。[*7] これを「ドーパミン抵抗性」という。薬物依存症とまったく同じメカニズムだ！　そのうえ糖類は満腹感をぜんぜん与えてくれないので、大量に摂取したそばから腹ぺこになってしまう。

糖を食べると体が疲れ、脳とホルモンの機能が乱され、肥満が助長される。ほとんどの人は、「シュガークラッシュ」（糖の摂取による低血糖症）という言葉を聞いたことはあっても、この言葉の由来は知らないだろう。糖を食べたあとでクラッシュするのは、集中力とエネルギーだけでなく、あいにく血糖値もなのだ。

インスリンは膵臓《すいぞう》で分泌され、血糖を調整するホルモンだが、糖類を摂取すると、血糖値はもちろん上昇して、膵臓にインスリンを分泌させる。しかし膵臓はインスリンの放出量を見積もるのが苦手であり、たいていは過度に大量のインスリンを分泌して、血糖値を急激に低下させてしまう。これこそ、ぼんやり頭と脱力感と食物への渇望をもたらす「クラッシュ」だ。

これが起こると、頭の中のラブラドールは体が飢えていると感じ、人間脳に送るエネルギーが減らされてしまう。で、結果は？　ふと気づいたときには、食べないと誓っていたクッキーを食べちゃっている、というわけだ。

糖と過剰な炭水化物の摂取でインスリン値が上がるとき、体は脂肪を燃やすのではなく「脂肪を蓄えよ」とのシグナルを受け取る。これはインスリンが、過剰なブドウ糖を脂肪細胞へ送ることで血糖値を調整するからで、ブドウ糖はそこで水とともに、飽和脂肪酸として貯蔵される。完全無欠ダイエットでインスリン値が低く保たれれば、体には脂肪しか燃料がないから、脂肪は着実に効率的に燃やされていく。

糖質と炭水化物の摂りすぎは多発する肥満の主要因であり、糖質の排除は、あなたが健康、体重、パフォーマンス全般のためにできる最善のことだ。

「ダイエットソーダ」で血糖値が乱高下する

人工甘味料も加工食品に、特に「無糖」スナック食品に、よく添加されている。「アスパルテーム」は、多くの有害反応の元凶だ。僕はこれがどんなに危険か気づく前は、しじゅう口にしていたものだ。この甘さを味わい、ふつうのソーダの代わりに（アスパルテームを含む）ダイエットソーダを飲むことが自分のためになっていると思っていた。

だが、それは間違いだった。

アスパルテームは僕の血糖値を乱高下させてしまい、正常値に戻すまでに何年もかかった。本物の糖もカロリーも含んでいないので、血糖値の変動の原因をアスパルテームとは特定しがたかったのだ。だが、そうとわかると、アスパルテーム含有の無糖ガム1枚が自分のパフォーマンスに与える影響に愕然《がくぜん》とする！

アスパルテームは2つのアミノ酸、つまりタンパク質の基本成分でできている。これらのアミノ酸は、そのうちの1つ、フェニルアラニンが化学的に変質していなければ害はない（ここで脇道にそれて生化学の話になるがお許しを）。フェニルアラニンにメチルエステルの結合体を加えることで甘味をもつが、副作用としてフェニルアラニンがメタノール（木精）を生成しやすくなる。メタノールは野菜や果実にも含まれるが、その場合にはペクチンと結合して害は起こさない。ところが、**遊離したメタノールは、肝臓でホルムアルデヒドに変換される。**[*8] **体に悪そうに聞こえるだろうが、まさにそのとおり。**

アスパルテームは長期にわたるダメージを生じうるし、気分爽快でいたかったり、長生きしたかったり、最大限のパフォーマンスを望むのであれば、食事に採り入れるべきではない。

ほかにも、かなりのリスクがあって益がなさそうな甘味料はいくつかある。たとえば、「アセスルファムK《カリウム》（エースK）」「サッカリン」「スクラロース」「タガトース」などだ。

けれども完全無欠ダイエットでほとんど良質な脂肪とタンパク質と野菜ばかりの食事をしていれば、有害な加工食品のパッケージの原材料表示を読んで時間を無駄にするまでもなく、これらの含有物質を避けることはたやすい。

そして、心配しなくていい――完全無欠ダイエットでも使える安全な甘味料はあるし、本書のあとのほうに、おいしくて甘くて満足できる完全無欠なデザートのレシピまで用意してあるから。

遺伝子組み換えは何が問題なのか?

「GMO(遺伝子組み換え作物)原料」が加工食品と考えられることはあまりないが、「加工」を化学的に変えることと定義すれば、GMOはたしかに他の「人造《フランケン》フード」と同様に加工食品だ。「遺伝子組み換え(genetically modified)」という言葉は、特定の目的のために作物や動物の遺伝子を変えたことを意味している。

残念なことに、アメリカではGMO食品はとりわけキャノーラ、トウモロコシ、綿実《めんじつ》、サトウキビ、ジャガイモ、そして大豆の生産で、普及しつつある。異論もあろうが、僕はこのような原材料からできた食品(たとえば植物油や高果糖コーンシロップなど)をハイリスク食品と考えている。

GMOの摂取は安全だとは実証されておらずリスキーなことだから、生産を違法とした国もいくつかあるし、たいていの国では「GMO食品」との明示を義務づけている(日本でも表示の一定のガイドラインはある)。だがアメリカでは、GMO農業が許されているばかりか、ＧＭＯ原料を含有しているか否かの食品表示を義務づける法律すらもない。

ＧＭＯが普及した過去30年間に、アレルギーは４００％増、喘息《ぜんそく》は３００％増、注意欠陥・多動性障害（ＡＤＨＤ）は４００％増、自閉症スペクトラム障害は１５００％増になってもいる。*9 科学はまだＧＭＯとこれらの健康問題にはっきりした関連があるかどうか結論を出せていないが、安全だと証明されるまでは、このような食品は避けることをおすすめしておく。

アメリカでは賛否両論あるかもしれないが、世界各国でＧＭＯ摂取のリスクは認識されている。生殖上の問題、免疫不全、その他たくさんの問題の原因と広く信じられている。ほかにも考えられる健康リスクのいかんに関係なく、ＧＭＯ食品が非ＧＭＯ食品と比べてはるかに栄養が少ないことは確かだ。ハイパフォーマンスになりたいなら、ＧＭＯ食品を口にする理由はこれっぽっちもない。

「植物油」はヘルシーではない

完全無欠ダイエットのカギは脂肪だが、摂取する脂肪の種類が肝心だ。前述のとおり、最も安定しているのは飽和脂肪酸である一方、最も不安定で酸化しやすく、したがって炎症を起こすのは、多価不飽和脂肪酸だ。この脂肪の食べすぎは、健康、長寿、パフォーマンスを増進することはなく、がんや代謝上の問題（メタボ）の原因となる可能性が高い。

避けるべき最も一般的な多価不飽和油は、キャノーラ油、コーン油、綿実油、ピーナッツ油、サフラワー油、大豆油、ひまわり油などの植物油である。きわめて不安定なことに加えて、主な問題は、アメリカではほとんどが遺伝子組み換えをされ、多くがその製造過程で使用される有害な溶剤を含有していることだ。トウモロコシのような作物から油を搾るのは容易ではないので、生産量を最大化するために溶剤が必要とされる。そのせいでこれらの油は、炎症を引き起こす。

逆に、グラスフェッドの動物性脂肪、ココナッツオイル、中鎖脂肪酸（MCT）油、グラスフェッドバター、オリーブオイルといった、**ヘルシーな完全無欠の脂肪は炎症を減らしてくれる**。

ハイリスクな植物油は、不健康な量のオメガ6多価脂肪酸を体に与えもする。たしかにオメガ6は必要だが、標準的な洋食ではとても多く摂取しており、不足することはまずありえない。オメガ6の摂取量は、オメガ3の4倍以上にならないのが理想だが、現代人は概して20～50倍も多くオメガ6を食べている。

これが問題なのは、オメガ6には炎症誘発性が、通常値のオメガ3には抗炎症性があるため、組織内の含有量のアンバランスが炎症のきわめて有力な要因になっているからだ。

もしたいていのレストランや加工食品メーカーの使う油を口にしているなら、あなたはリノール酸という炎症性オメガ6脂肪酸を、人類がかつて摂ってきたよりはるかに大量に摂取している。これは体に良くない。

リノール酸などのオメガ6油は細胞壁内に入って、体脂肪として蓄積される。この油は不安定だから（調理中はもちろん）体内でも酸化する。酸化したオメガ6脂肪はＤＮＡを損傷し、心臓組織に炎症を起こさせ、乳がんなど数種のがんのリスクを高める。

しかし、おそらく最悪なのは、脳につけがまわること――**酸化したオメガ6は最適な脳代謝ができないように働く**のだ。[*10] 全身に炎症を増やすことは、脳のパフォーマンス改善の助けにはならない。過剰なオメガ6脂肪酸もまた例外ではない。

この油がマーガリンなどの加工食品に使われるとき、店の棚に長くとどめるため、たいてい水素化というプロセスで安定化される。これが、そうでなくても不健康なタイプの脂肪をもっと有害な人工のトランス脂肪酸に変えてしまい、多くの健康問題につながってきたし、肥満の主な原因でもある。政府は水素化油（硬化油）を減らすよう努めたが、排除はしなかった。人工のトランス脂肪酸を摂取した体は、これを使って細胞を作ろうとするが、そうしてできた細胞壁はきちんと機能しない。

人工トランス脂肪酸と化学的にまったく異なる自然由来のトランス脂肪酸が、一つだけある。共役リノール酸と呼ばれ、バターなどに見られるものだ。人工トランス脂肪酸があなたの健康とパフォーマンスを害するのに対し、共役リノール酸には健康に益することがたくさんある。断じてマーガリンと同じではない。

パンを「一切れ」食べると、時間差で悪影響が出る

小麦は特に避けるべき要注意の穀物である。なぜなら小麦などの穀物に含まれるタンパク質、グルテンの悪い副作用が多いからだ。

前に触れたように、僕が初めて大きく減量できたのは、標準的な低炭水化物ダイエットに励んだときだ。体重が減ったのに加えて、いつのまにか性格まで劇的に変わっていた。自慢できたことじゃないが白状すると、デブの若造だったころの僕は運転中によくキレるせいで、中指が異常に発達していたほどだ。

それが**低炭水化物ダイエットに励んでグルテンとおさらばしたあとは、前よりずっと怒りにくくなった**ことに家族が気づいた。

ほかのドライバーに中指を突き立てたいという僕のラブラドール脳の欲求は、魔法のように消え去った。頭の中の霧が晴れたみたいだった。

食事の中の何かが、これほど劇的に人を変わらせたのは明らかだった。そしていろいろな炭水化物を食事に戻す実験をしていったら、それはグルテンだとすぐにわかった。

完全無欠ダイエットが形になりだしたころ、僕は週に1度「ズルをする日」を設けた。その日はよくグルテンを食べた。

自分のエネルギー、気分、食欲を追跡していくと、グルテンを食べた翌日は元気なのだが、2~3日後には怒りっぽくなり、頭がぼんやりする。まれなケースだが、食品を摂取して10日もあとに反応が出る人もいる。これは、炎症が全身を巡って脳に達するまでにしばらくかかるからだろう。僕の場合は、土曜の夜にグルテンを食べると、月曜の朝には頭に霧がかかった。

グルテンを含有する穀物は中毒性があり、腸で分解されてグルテオモルフィンというアヘン様の化合物になる。これはヘロインのようなアヘン系ドラッグと同じ脳の受容体を刺激する。もしラブラドール脳が、穀物の消化で生成されたアヘンに「中毒」してしまったら、**あなたの人間脳は、最後に穀物を食べたあと数日間はつづく飽くなき渇望と食欲を経験する**だろう。パンを一切れ見るたびに欲しくなり、食べるまで意志力を吸い取る誘惑の罠が張られるのだ。

僕は、この問題と何年も格闘した。グルテンと穀物をやめようとしながらも、ズルをする日に「ほんの一切れだけ」食べるかたちに落ち着いていた。すると翌日、ラブラドール脳が「あともう一切れだけ」とたぶらかしにかかる。

ほどなく僕は、グルテンが原因の体重増加とぼんやり頭の危険な坂道を転げ落ちていった。アヘン中毒者は「一回だけ」じゃ済まないし、あなたも一切れとはいえグルテンを含有する穀物を食べるべきではない。

決め手は「完全にやめる」ことだ。そうすれば、あなたの可能性を余すところなく発揮できる能力が劇的にアップし、たちまち体と脳が変わったと感じられるに違いない。

「小麦」を食べだすと平均身長が低くなる

グルテンを食べると健康に悪影響が出ることを示す研究は、たくさんある。グルテンは炎症と胃腸障害を起こし、自己免疫疾患など多くの問題の原因となる。腸細胞間のスペースを調節するタンパク質、ゾヌリンを過剰に放出させてしまう。グルテンを食べたせいで腸細胞間に隙間ができると、細菌、未消化の食物、カビ毒が血流に入りこむ。そうして脳も含め、全身に炎症が生じるのだ。

グルテンはまた、脳への血流を減少させ、甲状腺機能を妨げたりもする。[*11] ある研究では、小麦を食べさせられた健康な被験者たちのビタミンDの貯蔵が底をついた。[*12] おそらく最悪なのは、グルテン摂取の免疫系への影響が、長いときには6カ月間もつづくことだ。ほかの人たちより極端な反応が出る人もいるが、これはグルテンに敏感な人だけでなく、誰にでも起こる。

ほかに食べ物が手に入らないとき、たとえば食料不足のときなどに、人々を生き延びさせる点で穀物が優れているのは確かだ。飢饉で飢えるより穀物を食べるほうが、ずっといい。だが穀物を、なかでも**小麦を栽培しだした社会では、あごや背骨などの骨格変形が起こって、数世代にわたって平均身長が低くなっていく**[*13]。

穀物をおおむね避けるべき理由は、ほかにもたくさんある。前に説明したとおり、反栄養素（特にカビ毒、レクチン、フィチン酸）が、ほとんどの穀類、豆類、種子類によく見られる。トウモロコシはたびたびカビ毒を含有する（栽培期にフザリウム属に感染）うえにアメリカでは遺伝子組み換えもされやすく、ダブルパンチを受けている。

トウモロコシには間接的な問題がもう一つある。昨今、農家では安上がりで楽だからと、ほとんどの家畜に、クズや栄養のない食物とともに大量のトウモロコシを与えている。トウモロコシをえさにした家畜を摂取するのは、トウモロコシをじかに食べるより有害になりうる。多くの動物がえさの毒を脂肪中に濃縮していくからだ。トウモロコシとその派生産品はハイリスクだが、ほぼどんな加工食品にも入っている。それらはあなたを飢えからは遠ざけるだろうが、成長を助けることはない。

なぜ「乳製品」のほとんどがダメなのか？

完全無欠ダイエットで避けたい食品の最後のカテゴリーは、一般的な乳製品。これにはミルクも、ミルクから作るほとんどの製品――チーズ、ヨーグルト、クリーム、バタークリーム、それにアイスクリーム――も含まれる。ただし、バターと、もっとクリーンな乳製品であるギー（精製バター）は例外だ。

バターがその素材であるミルクより著しくヘルシーなのは、有害な乳タンパク質（カゼインやカソモルフィンなど）があまり含まれていないからだ。発酵バターにはわずかに残る乳タンパク質は、発酵過程で酵素が変性していて、ほとんどの人には問題にならない。

ほぼ誰でも良質のバターをたくさん食べ、完全無欠な感覚を味わうことができるが、カゼインや乳糖に少しでもアレルギーがあるなら、どちらも含有していない乳製品であるギーに切り替えるとよい。じつは僕も乳タンパク質アレルギーだが、バターは何ら問題なくおいしく――たっぷり――食べられる。バターは低カビ毒でもある。さほど良品でないバターでも、マイコトキシンに汚染されたものは2％以下だ。[*14] マイコトキシンを濃縮するのは、乳タンパク質、カゼインだからだ。

バターをとても体に良い食べ物にしている秘密の含有物質、それは酪酸塩だ。レジスタントスターチを食べたときに腸内細菌が生成するのと同じ化合物である。酪酸塩は短鎖脂肪酸で、これを太ったマウスに与えたところ、甚大な効果をもたらした——血中コレステロール値を25%下げ、中性脂肪を減らし、そうやってインスリン感受性を300%と桁外れに高めたのだ。また、肥満を防ぎ、体温を上昇させ、ミトコンドリアの機能改善に多大な影響を与えた。

そう、バターに含まれる酪酸塩のこの効果はマウスに対するものだが、どうやら僕にも同じように効いた。**人間に対しては、脳の炎症さえも軽減することが証明されている**。[*15] **毒素が腸内に侵入するのを妨げる働きもある**。

2014年のある研究で、酪酸塩を摂ることと腸内の善玉菌の増大に相関が見られた。[*16] 結腸内の発酵で生成される酪酸塩と食物から摂る酪酸塩は同じだと思われていたが、この研究によって、バターに含まれる酪酸塩の摂取が、下部消化管の健康にやや違ったかたちで影響することが判明した。つまりこの栄養素は、体内で作るだけでも食べるだけでも不充分なのだ——最高の結果を出すには、両方しなければならない。

しかし、どのバターも同じにはできていない。この食品から可能なかぎり健康への利益を得たければ、グラスフェッドの牛由来のバターを食べることが望ましい。

グラスフェッドバターの大さじ1杯には、500IU（国際単位）のビタミンA、ニンジンより多いカロチン、多量のビタミンK2、D、Eが含有されている。

ミルクは「低温殺菌」で、健康問題の元凶になる

一般の乳製品は、バターやギーとは驚くほど共通点が少ない。主な問題は、低温殺菌という有害な加工法だ。ミルクを約65℃で30分ほど加熱してから、約13℃以下で保存する。この工程はたしかに汚染の小さなリスクを低減するが、同時に有益な善玉菌を絶滅させ、乳タンパク質を変性させ、要するに**牛乳を栄養源から多くの健康問題の元凶へと一変させてしまう**。

低温殺菌は、ミルクの含有ビタミンを減少させることに加えて、乳糖（ラクトース）を体内吸収が速まるβラクトースへ転換して、血糖値を急上昇させる。含有カルシウムを人体が吸収できないように変化させ、[17] 主要な乳タンパク質も変性させてしまう。

驚くべきことに医学界は低温殺菌の有害性を1930年代から知っていた。当時、生の（低温殺菌されていない）ミルクを飲んでいた子供は、低温殺菌乳を飲んでいた子供より虫歯が少なかったのだ。[18]

とはいえ、有害なミルクの加工法は、低温殺菌だけじゃない。均質化《ホモジナイズ》もその一つだ。生のミルクはクリームが他部分と分離して、自然に表面に浮き上がってくる。そこでミルクを棚置きできるよう安定させるために、クリームの分離を抑える工程がホモジナイズだ。

この慣行にも悪影響がある。ミルクは元来、キサンチン酸化酵素《オキシダーゼ》（XO）という潜在的に有害な酵素を有しているが、非均質化ミルク（ノンホモ牛乳）を飲んだ場合には、体がこれを効率よく分解し、血流に入らないようにできる。だが均質化した牛乳では、球状の脂質がXOを取り巻いて体内では分解できなくなる。その原因はまだわかっていない。

チーズの「40%」にカビ毒が見つかっている

チーズはミルクから加工される過程で毒素を蓄積するせいで、さらに問題が大きい。チーズはどれも酵母菌やほかの菌やバクテリアなどの働きを利用して作られているが、その組み合わせが生む毒素は、人間をさまざまに害する。アメリカでは一般的な製法のチーズの40%以上にカビ毒が見つかっている。[*19]

チーズのカゼインも家畜が飼料として摂取したカビ毒を濃縮する。チーズの低温殺菌は、ミルクとまったく同じ問題を引き起こし、とりわけ大量のカゼインを変性させる（消化しにくくし、損傷する）。

完全無欠ダイエットで推奨できる乳製品は、良質のバターとギー以外では、あなたに向いているかが不明な、やや注意の食品だけだ。つまり、良質の無調整乳、ケフィール（ヨーグルトきのこ）、ヨーグルトである。試してみて向いていそうなら、食材として大きな戦力になるだろう。

ただし朗報として、完全無欠ダイエットで乳タンパク質を摂取する必要はない。危険がなくておいしい完全無欠な食品から、同じ健康上の利益を得られるからである。

「カロリー計算」をする意味はない

研究によれば、脳が重労働するとき、微小毛細血管からその部位へより多くの血液が送られ、[*20] 届いた血中のエネルギー源を神経細胞（ニューロン）が使う。[*21] 学界ではいまだ議論の分かれる問題だが、つまり**カロリーを制限すると、体と同様に脳の機能にもマイナス効果が出る**ことがあり、逆に体が摂取するカロリーを増やせば、脳パワーも高まるようだ。これは考えてみれば、ごく当然とおぼしきことの科学的説明である。だって、腹ぺこのときは頭が働かないに決まっている！

カロリー不足は紛れもなく体にかかるストレス要因であり、非生産的なストレスは脳の機能を低下させる。カロリー摂取が不充分だと、脳も最高の状態でとても長く機能することはできないから、体の要求に合わせたカロリー摂取は完全無欠ダイエットの重要なポイントだ。

正しい栄養源から、自分の空腹感に従っている限りにおいて、カロリーを摂れば摂るほど、ますます多くのカロリーが代謝に——そして脳に——使われる。

完全無欠ダイエットで1日に摂るべきカロリーを厳密に定めないのは、ハイリスクな食品を摂らなければ、体が自然にどれだけ食べたいかを調整するからだ。僕は近ごろは1日約2500〜3000キロカロリーを摂っていて、身長193センチの筋肉質の体を維持している。まとまった食事計画に従って、完全無欠な食品を食べていれば、厳密な消費カロリー数をさほど心配するまでもないのだ。

もしあなたが典型的なアメリカ式のダイエットに取り組んでいるか、減量のためにカロリー計算をするのが習慣化しているなら、それをやめるのは怖いかもしれない。けれど、そんなダイエットをしていたら体調を崩してしまい、自分が空腹か満腹かも判断できなくなって、いつどれだけ食べるかをカロリー計算と出来合いの食事に頼るようになってしまう。

だが適正な量の良質な脂肪と充分なタンパク質を食べ、**体の自然な食欲調整機能を壊すクズをいっさい食べないようにすれば、エネルギーと空腹感の調整システムは復活する。**自分はいつひもじいのか、いつ満足しているかがわかってくる。もうシュガークラッシュもしなければ、食欲を抑えるまでもない。

ダイエットはとても多くの人たちの自信を奪ってきた。あなたは完全無欠ダイエットで食べすぎて体重が増えるのを心配するかもしれないが、このダイエットが非常に優れているのは、食べすぎにならないよう設計されていることだ。

良質の脂肪は体にすっかり満足感を与えるから、過食をしたくなることはない。もし完全無欠ダイエットで体重が増えたら（よもやとは思うが、可能性はなくもない）、それはたぶん炭水化物の食べすぎか、適正な診断が要求されるホルモンの問題を抱えているかだ。炭水化物を控えて良質な脂肪とタンパク質、野菜に重心を移せば、あなたの体重はらくらくと落ち、人生はずっと生きやすくなるだろう。

Chapter 4

同じものでも「食べる時間」で毒になる

なぜ朝、ヨーグルトを食べると太るのか？

アンチエイジングの研究で学んだ興味深いことの一つが、体にはナトリウムとカリウムを要求するリズムが存在する、ということだ。**朝は血圧を上げるためにカリウムよりナトリウムが必要になるが、果物（カリウムを多く含む）を食べると血圧が下がる。**朝っぱらから低血圧では元気が出ず、一日に立ち向かう準備ができない。

こうして一日のうちの決まった時間帯に特定の食品を摂る（または避ける）ことで体に望ましい反応を起こせるのだと、僕は初めて気づいた。

極度に低炭水化物のエスキモー・ダイエットに励んでいた3カ月間には、朝食に果物を摂ってはいなかったが、毎朝ぐったりした状態で目を覚ました。睡眠追跡アプリ（詳細は後述）を見ると、一晩に9回も起きていた。僕にとって睡眠の最適化は特に重要なので調べたところ、脳が睡眠中に効率よく休むにはブドウ糖が必要なため、低炭水化物ダイエットを持続すると睡眠に悪影響が生じるのだった。

2011年には、自己データの追跡やバイオハックに関心のある人たちが集まってアイデアを交換する会議で故セス・ロバーツと会った。

セスはこの会議のテーマ「数値化された自分《クオンティファイド・セルフ》」（自分の行動や状態を数値化して人生に活かす取り組み）の発案者で、バターについて素晴らしい研究業績をあげ、**睡眠の質を保つには、夕食にわずかでも炭水化物を食べるべき**だとの説得力のある主張を行なっていた。

シンプルに「食べるタイミング」を変える

では、なぜこんなにも多くの人が、朝食にシリアルと果物を食べているのか？

食品メーカーがそうしろと宣伝したからだ。

しかし科学は、「この商品を摂る最良のタイミングは、世間の考えとは違う」と告げている。同じ食品でも、違う時間帯に食べると違う反応が起こるという考えは、減量するにはカロリー計算だけすればいいという考えと真っ向から対立している。

ほとほと奇妙なことだ。

これを何世紀も前から知っていた文化もある。かたやイスラム暦の第9月にあたるラマダンの期間中、イスラム教徒は日中に断食し、夜間に食べたいだけ食べ、こなたインドの伝統医学であるアーユルヴェーダは、数千年前から半日断食のメリットを認めていた。こうした伝統や体内時計を研究し、自分でも実験することで、僕は体型も気分も睡眠もパフォーマンスも劇的に改善できる、シンプルな食べるタイミングの工夫にたどり着いた。すべては、最も重要な食べ物（僕の場合には、飲み物）――「朝食」から始まる。

パフォーマンスを最大化する「ベストの朝食」とは？

僕が初めてバターのパワーを知ったのは、2004年、チベットのカイラス山に近く人里離れた地域の、海抜5580メートルの高地で出会った小柄な女性からだ。零下23℃の薄い空気で冷えきった体でゲストハウスによろよろと入っていったら、伝統的なヤクのバター茶、あのクリーミーな一杯をふるまわれて、生き返った心地になったのだ。

飲んでも飲んでも飽きなかった。僕の中のバイオハッカーが問いかけた。

「こんな空気が薄い場所なのに、これを飲んだらなぜ、とても元気になるんだ？　テントで生活していて荷物は軽くすべき遊牧民族が、あえて重いブレンダーや手動の攪拌機《かくはんき》を持ち運ぶのはどうして？」

これらの疑問は「完全無欠《ブレットプルーフ》コーヒー」のレシピ誕生に不可欠の要素になった。

帰国してから紅茶を淹《い》れてバターと一緒にブレンダーにかけてみたが、それはただのあぶらぎった紅茶でしかなかった。チベットのお茶では何か別のことが起こっていたのは明らかだ。地元の中国系小売店で最高級茶を買ったが、それでも記憶にある魔法の効果は得られない。そこで肝心なのはバターのほうかどうか確かめようと、最寄りのグルメ食品店へ出かけ、全世界のブランドバターを片っ端から買いあさった。

当たりだった。

逐一試していった結果、秘訣は、グラスフェッド牛の無塩バターを使うことだった。幸運にも地元の農家から入手できる人もいるかもしれないが、そうでなければ「ケリーゴールド・ピュア・アイリッシュ・バター」（米国、欧州連合）やニュージーランド産「アンカー・バター」（アジアの大部分とオーストラリア）などが目的にかなう。１００％グラスフェッドバターが望ましいが、手に入らない場合は、「ブレス産バター」他ＡＯＰ（原産地呼称保護）認証のものなど、飼料まで厳しく管理され、できるだけ牧草飼料の割合が高い高品質のバターが良い。

僕はアンチエイジングの研究から、**ココナッツオイルはとても健康的**だと知っていたので、ココナッツのミルクとオイルを紅茶に加える実験もしたが、これでは紅茶の風味が消されてしまう。そこで紅茶を僕の大好物のコーヒーに切り替えた。コーヒーは紅茶よりもココナッツオイルの風味と合った。

そして最終的にたどり着いたレシピは、コーヒーにMCTオイル（ココナッツから抽出した中鎖脂肪酸オイル）大さじ1～2杯と、良質の無塩バターまたはギー大さじ1～2杯を加えること。

材料を混ぜ合わせたら、これまで味わったなかでも最高にクリーミーで、最高においしくて、パフォーマンスを最大化するコーヒーができあがった。「完全無欠コーヒー」だ。

僕はもう7年以上も、毎日必ず1杯の完全無欠コーヒーで一日を始め、これが与えてくれるエネルギーと脳パワーを利用して体をハックするかたわら、自らのキャリアを切り拓き、人生のあらゆる分野で成功しつつある。

このコーヒーは脳を復活させ、食物への渇望から解放してくれた。しかも同じことが何万人もの人たちにも起こっている（バターが入手不可の場合、ココナッツミルク大さじ4杯とMCTオイル大さじ1～2杯で代用することを著者は推奨している（体重65キロほどの人の朝食の目安））。

カフェインが脳を守る

完全無欠コーヒーを飲んでいた僕は、運動せずに1日4000キロカロリー以上の食事の脂肪を増やそうとしたときでも、痩せた体をキープできた。なぜこんなことが可能なのか、僕は徹底的に解明しようと決心した。

コーヒーの1つ目の有益な成分は、カフェインだ。**カフェインはどんな供給源から摂っても、エネルギーを高めるだけにとどまらない。脳内の炎症を防ぐことで、認知機能の衰えを軽減し、アルツハイマー病の発症リスクを低下させる。**[*1]

イリノイ大学のグレゴリー・フロインド医学博士によると、「神経変性疾患に伴う脳の炎症を活性化する新しいシグナルを発見したが、カフェインがその活性化を阻害するようだ」[*2]。また、健康な人のインスリン感受性をカフェインは高める。[*3][*4] これは持続的な減量にとって非常に重要なことだ。

どんなコーヒーを飲んでも、短期的にも長期的にも脳に影響が及ぶ。コーヒーが気分に与える短期的な効果は、セロトニンとドーパミン活性の変化によるものだろう。これに対し、気分に長期的に影響すると思われるメカニズムは、抗酸化性および抗炎症性に関連しているようだ。[*5][*6][*7]

コーヒーは作り方もあなたの健康とパフォーマンスに影響を及ぼす。コーヒーに含有される油脂（カーウェオールとカフェストール）は独特の強力な抗炎症性物質であり、酸化ストレスとDNAのダメージを防ぐ。[*8] フレンチプレスや金製フィルター、エスプレッソマシンなど、金属のフィルターで淹れると、これら貴重なコーヒーオイルが守られ、体内で働いてくれる。*9

また、コーヒーに加えるバターやオイルを、ただ混ぜるだけでなく、溶かし合わせることも大切だ。というのも、**バターやオイルを溶かすとミセルという状態に分解され、脂肪をエネルギーに変換するようになる**からだ。胆汁からも生成されるミセルだが、多ければ多いほど脂肪が使われやすくなる。つまり、バターをコーヒーにブレンドすることが、脂肪をエネルギー源とする体の働きを助けるのだ。

バターの包み紙をはぎ、スニッカーズみたいにかじりつつコーヒーを飲んでも、結果は同じにならない。知れたことだ――僕は実際やってみたんだから！

「腸内細菌」を飢えさせると、脂肪が燃える

あなたがハッカーだとしよう。新しいコンピュータに侵入したはいいが、同業者に先を越され、そこはすでに支配されていた。あなたは自分のコントロールシステムを設置し、相手ハッカーがシステムを荒らすのを防ぐ措置をとりたい。じつは、この相手ハッカーというのが腸内細菌だ。腸内細菌はシステムを乗っ取って、食物への渇望を起こさせ、不自然なほど多くの余分な脂肪を体に蓄えさせる。

ヒトの体は、脂肪の燃焼と貯蔵をコントロールするよう精緻に調整されたシステムであ

る。[*10]肝臓が、絶食誘導脂肪因子（ＦＩＡＦ）というタンパク質を生成する。ＦＩＡＦの役割は、体に脂肪を貯蔵させるリポ蛋白《たんぱく》リパーゼという酵素を阻害することだ。肝臓は必要に応じて適量のＦＩＡＦを生成し、ＦＩＡＦ濃度が高いときに余分な体脂肪が燃やされる。

問題は、腸内細菌もＦＩＡＦを作っていて、自らの目的のために操ることだ。腸内細菌はあいにく高脂肪・高糖質食を摂っているときにＦＩＡＦを抑制し、脂肪を燃やすよりむしろ蓄えるように働くと考えられている。もっとも、腸内細菌はどれも悪玉というわけじゃない――正しい種類が正しく働くかぎり、体に良いものだ。ただし、大量すぎたり悪い種類がいると、肥満につながりかねない。

幸いにも、この相手ハッカーを「出し抜く《アウトハック》」方法はある。**腸内細菌はでんぷんや糖質に「飢えた」とき、空腹になる。空腹になった細菌はＦＩＡＦを生成し、体脂肪を燃やしてくれるのだ。**しかし糖質やでんぷんが供給されるとＦＩＡＦの生成がストップし、脂肪が蓄えられていく。[*11]

体内の「痩せ型」細菌にえさをやる

ＭＣＴオイル、なかでも炭素数が最小のカプリル酸（Ｃ８）は腸内細菌叢《そう》にプレッシャーをかけるので、特にファスティング（断食）中にこれを摂取すれば、脂肪を貯蔵しようとする腸内細菌を妨げることができる。コーヒーに含まれるポリフェノールもまた、痩せている人に多く見られるバクテロイデス門の細菌のプレバイオティクスとして働く（第1章を参照）。この細菌はサプリでは増やせないから、えさを与えなければならない。

コーヒーと脂肪を摂ることで「痩せ型」細菌にえさを与えて増殖させることができる。すべての腸内細菌をいったん抑制したあとでこれが実際、僕自身の腸の分析結果と、完全無欠ダイエット実践者から報告されたユーバイオーム社の検便結果に見られたことだ。

彼らの体内では、痩せることに伴うバクテロイデス門の細菌は平均よりも多く、太ることに関連するファーミキューテス門の細菌は少なくなっていた。最適な健康状態のためには両方なければならないが、これらの割合の変化が、エネルギーレベルと体重を管理する能力とに大きな影響をもたらす。

ラット実験で、コーヒーと高脂肪食（体に良くない脂質も含めて）を組み合わせたところ、体重、体脂肪、肝臓中性脂肪、エネルギー補給が減ったという研究がある。[*12] さらに、コーヒーは、望ましい身体組成を促し、ファーミキューテス門とバクテロイデス門の割合を最適化するのにも役立った。短鎖脂肪酸の供給を改善もしたが、これも腸に良いことだ。この研究では、ラットにインスリン抵抗性ができたが、これは長期間にわたって超低炭水化物ダイエットをしている人に見られる現象でもある（完全無欠ダイエットでは、少なくとも1週間に1度は適量の炭水化物を摂ることで、この問題に対処している）。

コーヒーに加えるミルクをバターに置き換えると、体に良いことがいくつかある。コーヒーに含まれ、パフォーマンスを手助けする抗酸化物質ポリフェノールの一つが、クロロゲン酸と呼ばれるものだ。ミルク、ハーフ&ハーフ（牛乳とクリーム半々）、クリームなどを入れると、乳タンパク質のカゼインをコーヒーに加えることになり、クロロゲン酸は3・4倍も生物学的利用能《バイオアベイラビリティ》が低下してしまう。[*13]

カゼインは発酵バターにはほとんど、ギーにはまったく含まれない。すなわち、加えるものをミルクやクリームからバターに切り替えれば、あなたのコーヒーの抗酸化物質は3・4倍に増えるのだ！　また、すでにご承知のとおり**バターには酪酸塩も含まれているから腸が清められ、脳の炎症がただちに低減される**。[*14]

完全無欠コーヒーにさらにココナッツのエキスやMCTオイルを加えれば、独自のメリットが生まれる。ただしMCTオイルは、様子を見ながら、ゆっくり加えていくように。急に大量に加えすぎると腹がゆるんで、完全無欠ダイエット実践者が「悲惨なパンツ」と俗にいう事態に陥りかねないからだ。

良いコーヒーを選ぶ「基本ルール」

無カビ毒のコーヒーは完全無欠《ブレットプルーフ》エグゼクティブのサイトで買えるが、地元の店で買える豆を使って完全無欠コーヒーを作りたい、という声も多い。そこで、なるべく高品質かつ低毒素の豆を見つける基本ルールをまとめてみた。

第一段階は、ご近所でいちばんの高級店に行くことだ。**自前の焙煎機があることが望ましい**。どの店がそうかわからなければ、ネット検索で、コーヒー焙煎機を備えた店が近くにないか調べよう。サイトにアクセスして、商品を熟知したコーヒー通がやっている店か（大当たり）、それとも退屈したバイト学生に任されている店なのか（ちょっと遠慮したい）を感じ取ろう。

おまけにいうと、これは奇妙に聞こえるだろうが、僕が出張で訪れた何百という都市の最良のコーヒー店は、異常なほどタトゥーとピアス率が高い傾向があった（コーヒーじゃなく販売員のこと）。だから、豆を炒《い》っている香りがして、おもしろい風体の店員がいるコーヒー店を探すことだ。

手間暇かけてうまいコーヒーを精選している店なら、まず少なくとも一種類はあなたのパフォーマンスを改善してくれて、なおかつおいしい豆が見つかりそうなものだが、どの豆が最も安全か知っている店員はいそうにない。尋ねれば、どの豆にもカビ毒は含まれていないと答えるに決まっている。

だが、これは見ただけでは誰にもわからない。なにしろｐｐｂ（10億分率）で測定されることなのだ（だから僕は専門家に検査を依頼している！）。**あちこちの産地のブレンドより**

単一の産地の豆にこだわることで、カビ毒の量を低減することはできる。また、中米産のコーヒーは他地域より毒性が低い傾向がある（日本では良質のコーヒーの判定基準として「スペシャルティコーヒー」が知られている）。

こまぎれの「断食」で集中力を上げる

どんな長さでもファスティング（断食）をすると思うと誰でもちょっと怖く感じるのは、もっともなことだ。これはラブラドール脳が、人が食べるのをやめたときには世界の終わりが近づいていると考えるよう訓練されているから。たとえそれが、ほんの18時間であってもだ。しかし短期間の断食には、代謝を上げたり集中力を増すなどのメリットがあることは間違いない。

短時間（6〜8時間）のうちに1日の食事をすべて摂るのが慣例の「断続的ファスティング」が、バイオハッカー、ウエイトリフティング選手、パレオ（原始食）ダイエット実践者たちの人気を博してきたのは、減量を助け、がんを予防し、筋肉を増強し、回復力を高めるのにきわめて有効だからだ。この方法であなたは栄養を充分摂れるうえ、あとで詳しく論じる特殊なメカニズムを通じて、筋肉をつけると同時に脂肪を燃やすよう体に命じることができる。

断続的ファスティングはよく研究されていて、「体重減少」と「集中力増強」のほかにもいくつも健康に良いことが発見されている。ファスティングの一形態である「隔日《かくじつ》断食」は8週間ほどの短期間でも、慢性病を防ぎ、中性脂肪を減らし、悪玉コレステロール値などの指標に有意な改善をもたらすことが証明されてきた。[*15]おそらく最も重要なのは、断続的ファスティングが神経の可塑性《かそせい》と発生を高めること。つまり**脳の成長と進化を容易にすること**だ。[*16]

だが、この断食には一つ大きな問題がある。

たいていの断続的ファスティングのルールでは、朝食を抜き、午後2時以降まで昼食を摂らないこととしている。原始人ならうまくいくだろうが、僕のようにフルタイムの仕事をしている現代人のあなたなら、勤務日のちょうど折り返し点でエネルギーが切れてくることに気づくだろう。仕事でハイパフォーマンス・ゾーンに入りたいときにファスティングが障害になるわけだ。この問題から僕は、ラブラドール脳をおびえさせずに断続的ファスティングのメリットを得られる方法はないかと、考えを巡らすようになった。

腹を空かさずに「ぜい肉」を落とす

断続的ファスティングのもう一つの問題は、かなり体重過多の人には、一般の人より食事抜きの時間がなおさらキツいということだ。僕は断続的ファスティングの実験をしていたとき、午前の半ばで不機嫌になって、寒けがすることがしばしばだった。というのも、断食中はたいてい体温が下がるからだ。

僕はこのプロセスを改良する方法を探した。バターとMCTオイルはタンパク質を含まないので、体はタンパク質や糖の消化に向かわず、これらの脂肪を使って、ただちにケトン体（後述）を生成する。

そこで、朝1杯の完全無欠コーヒーを加えて断続的ファスティングをやってみたところ、結果は驚くべきものだった。いつもの断続的ファスティングのときよりも**速く減量でき、筋肉がつき、まったく空腹も疲れも感じなかった**。コーヒーに加えた脂肪が体にこよない満足感を与えてくれるので、ランチタイムやディナータイムまででも気を散らさずに働きつづけることができたし、体はまだ断食中のように機能した。

僕はこの新しいテクニックを「完全無欠断続的ファスティング」（ブレットプルーフ・インターミッテント・ファスティング＝BIF）と呼んでいる。このシンプルな工夫により、断続的ファスティングの負の副作用はいっさいなしに、すべての利益を享受できるようになった。食べ物には目もくれないのに良好なパフォーマンスに必要なものが体に届けられ、ラブラドール脳に万事順調と伝えられ、**断食が代謝にもたらすあらゆるメリットが得られる**のだ。ペースを落とさず、なるべく早くぜい肉を落とし健康を増進したければ、これに勝るものはない。

運動なしでも「引き締まった体」になれる

BIFが、食品をいっさい摂らない通常の断続的ファスティングよりも有効なのには、さらにいくつか理由がある。まず第一に、体内でエムトール（哺乳類ラパマイシン標的タンパク質）という酵素を通常の3倍抑制して、筋肉中のタンパク質合成を促進し、筋肉を増やせるということがある。

エムトールは、抑制されれば抑制されるほど「跳ね返り」の作用が強まり、筋肉形成を活性化する。エムトールは運動すると抑制されるから、運動が終わってエムトールが再活性化したあとで、筋肉が増強されることになる。

筋肉増強のためにエムトールを抑制する他2つの方法は、断続的ファスティングとコーヒーだ。エムトールはファスティング後に食事したとき増加し、さらなる筋肉を形成する。コーヒーを飲んだあとも同じことが起こる。エムトール抑制のアプローチは3つすべて（運動、断食、コーヒー）を使わなくても、とても強力だから、驚異的な結果が得られる。**僕は1日4000キロカロリー以上を摂り、運動はまったくしなかったが、定期的にBIFに取り組んで、割れた腹筋がますます引き締まった。**

ＢＩＦが効果甚大であるもう一つの理由は、完全無欠コーヒーに加えたＭＣＴオイルが、たとえ前夜に炭水化物を食べていても、体を「ケトーシス」（ケトン体上昇）に導いてくれるからだ。

ケトーシスは、体が糖の代わりに脂肪を燃やしてエネルギーにする有益な状態である。人間の体は通常、炭水化物を燃料にする。炭水化物が切れたら、脂肪をグリセロールへと転換してエネルギーを得ていく。肝臓はこの脂肪代謝の副産物としてケトン体を生成する。ケトーシスとは、血中にこのケトン体が大量にあり、余分な脂肪を燃やしている、そんな体の状態をいう。

炭水化物の制限はケトーシス状態を生み出す効果的な方法だが、ＭＣＴオイルもまた、炭水化物を過度に制限しなくても体内に有用な量のケトン体を急速にもたらしてくれる。

ケトーシスは脂肪を燃やし減量するのに役立つのに加えて、スタミナも強化する。**脳がケトン体をエネルギーとしているときには集中力が増し、血糖値が安定する**ため、高炭水化物食を摂ったときにありがちなエネルギーレベルの急降下が起こることはない。また、こうして代謝を脂肪燃焼モードに切り替えると、突然のエネルギー切れやぼんやり頭から解放される。軽度のケトーシスでさえ認知力に直接影響するので、まず最初に脳に違いが感じられるだろう。

ケトン食事法〔摂取する糖を制限してケトン体を増やす食事法〕は目新しいものではないが、ＢＩＦはこの確立された食事法を、負の副作用や健康リスクなしにケトーシス状態のメリットを得られるよう工夫したものだ。ケトーシスに長くとどまりすぎると、便秘、低体温、口臭、副腎疲労、さらには血中の生体ヒスタミンの蓄積の原因にもなりかねない。

ＢＩＦを実践するとケトーシスの状態に出たり入ったりできるので、穏やかなケトーシスを保ちながら、全身の代謝の健康を高めることができる。この無敵の組み合わせは、あなたを史上最高の自分へと導いてくれるだろう。

空腹になる食べ方、ならない食べ方

ＢＩＦでは食べる時間帯を6時間とって、断食を18時間することになる。これは断続的ファスティングとしては申し分ない長さだが、完全無欠ダイエットの方針としては、この長さを白か黒かで分けることはしない。これはあなたが自身のバイオハッカーとなって、どうすればいちばん有効かを実験して確かめるチャンスだ。

たとえ16時間だけでも、18時間の断食のメリットのすべてとはいかないが、その一部は得られる。体が断食に適応するのには長時間かかるので、断食が15時間以下に短縮されると断食のメリットのおおかたが失われるが、15～18時間のあいだでどれくらいが最高の結果と最大の効果をもたらすかは、あれこれ試してみるといい。

またこの時間の幅を利用すれば、翌日にビジネスランチがあるとしても、前日の夕食を早めに食べるといった調整が可能になる。たとえば、**翌日12時に会食があっても15時間の断食を達成したければ、前夜の9時に食べるのをやめればいい。**

完全無欠ダイエットの最初の2週間、あなたの朝食は、クリーミーでおいしいバターとMCTオイル（またはココナッツオイル。ただし、こちらはMCTの15％しか効果がない）を加えた完全無欠コーヒーのみとなる。

しかしお腹が減る心配はない。これらの脂肪はあなたに満足を与え、ラブラドール脳に万事順調だと告げるだろう！　**脂肪を食べても、タンパク質や炭水化物や糖とともに食べなければ、体はそれを食事とは認識しない**ので、完全無欠コーヒーを朝食代わりに飲めば、断食モードを保ちながら空腹感がやわらぎ、たくさんのメリットが得られる。

2週間がたって「メンテナンス・モード」に入ってからは、朝食で完全無欠コーヒーに何かを加えたいと思ったら、最良のアイデアは、ポーチドエッグ（落とし卵）やスモークサーモンとアボカドといった、タンパク質と脂肪の組み合わせだ。脂肪なしでタンパク質だけを食べるのは、果物や炭水化物を食べるよりは良いが、それでも多少は食物への渇望がわきあがる。

タンパク質（または糖質などの炭水化物）を朝食に摂るのも、体の消化プロセスを開始し、睡眠中にしていた「断食」を終わらせる。肝臓が、このタンパク質の分解を助ける代謝燃料源を求めだすので、2〜3時間後には食物への渇望に襲われる。タンパク質とともに脂肪を食べれば、タンパク質をアミノ酸に分解するためのエネルギーが与えられるのでこれを防ぐことができるし、満足感も得られる。

また、特にあなたが女性か、筋肉隆々のスポーツ選手か、大幅に減量中という場合、最初の60日間の朝は、完全無欠コーヒーのほかに多少タンパク質を摂るほうが有益になりそうだ。そうすることでレプチン感受性がリセットされる。[*17]

朝、ヨーグルトを食べると太る

朝食に炭水化物を摂ると、エネルギーが急上昇してから急降下し、食物への渇望に終日悩まされることになる。このことは自分で試してみれば、火を見るより明らかだろう。

いつもの朝食の代わりに完全無欠コーヒーを飲むだけにしてみて、何時間後に食べ物が欲しくなるか。**たいていの人は、短くても5〜6時間は食欲がオフになる**。

次に、朝食に完全無欠コーヒーに加えてタンパク質を摂ってみよう。たぶん、およそ4〜5時間は満腹でいられるが、脂肪のみの朝食の場合ほど長くはない。

それから、野菜の有無は問わず高タンパク質・低脂肪の朝食を摂ってみよう。満足はするだろうが、満腹感がつづくのはもっと短い時間になるだろう。

最後に、低脂肪バターを塗ったベーグルや無脂肪ミルクをかけたシリアルの朝食を試してみよう。2～3時間もすれば、もっと食べたいと猛烈に欲するはずである——さしずめドーナッツあたりを。オートミールは、ベーグルよりちょっとは「腹持ちがいい」が、タンパク質や脂肪にはとうてい及ばない。

炭水化物の朝食は、あなたを空腹のままにするばかりか、脳をフル回転させるためには少なくとも数時間は入っていなければならないケトーシス状態から離脱もさせてしまう。これらの理由から、いくつかのダイエットはほぼ完全に炭水化物を食べないよう推奨していることで有名だが、先述のとおり、それはそれで別のたくさんの問題を引き起こす。

じつは炭水化物を食べるには、時間帯が重要なのだ。

その理由の一つとして、朝から晩まで悪玉菌にえさを与えつづけるのを避けたいということがある。前述したように、空腹の腸内細菌は脂肪を燃やす絶食誘導脂肪因子（FIAF）を生成する。糖やでんぷんが与えられたらFIAFの生成がストップして、体が脂肪を蓄えだす。[*18] 腸内細菌に一日中でんぷんや糖を与えるなんて言語道断だ。なぜなら、**脂肪を燃やすどころか体に蓄えさせる**のだから。これは菌の豊富なヨーグルトが朝食には良くない理由でもある。

バイオハッカーとしての僕は、この実験をしなければならなかった。1週間、完全無欠コーヒーに腸内細菌の大好物のプレバイオティクス食物繊維の強力な供給源、キクイモのエキスを加えた。と同時に、市販の耐胃酸性プロバイオティクスのカプセルも飲んだ。

その結果は？　1週間で5キロ太ってズボンが入らなくなった。壊滅的だった。もう「デブ用ズボン」は持っていないし、買う気なんてさらさらない！　通常の完全無欠な食事法を使って5キロ減らすのに、また1週間かかったのだった。

炭水化物は「夜」に摂るのが唯一の正解

完全無欠ダイエットでは、適量の完全無欠な炭水化物（後述。およそ30グラム、野菜を添えて）を食べるのはかまわないが、夕食かその直後に限る。そして、週に1～2回は100～150グラムを食べること。厳密な量はあなたの空腹度やストレスレベル、どれくらい速く減量したいかによって変わってくる（炭水化物を食べる量を減らせば速く減量できる）。

炭水化物を夜に食べるのが重要なのには、いくつか理由がある。まず体をリラックスさせて睡眠へ導くセロトニンという神経伝達物質の生成に、でんぷんと糖が使われること。炭水化物が体をリラックスさせ、エネルギーレベルを低下させるならば、ハイパフォーマンスと集中が必要なときより、眠りたいときに摂取するほうがいい。ラブラドール脳がエネルギー切れを感じて糖分の補給をせがむより前に眠ってしまうことも有益だ。

また、**夜の炭水化物の摂取から得られる血糖の上昇分は、あなたが眠っているあいだに脳が必要な働きをするのに役立てられる**。これで適量のケトン体が生成でき、涙や粘液を形成する原料が与えられて睡眠の質が劇的に改善される。涙と粘液の原料とは、炭水化物だ。タンパク質をブドウ糖に転換して充分な量の涙を作るのは、代謝的に困難な人もいる。

これは長期間にわたる低炭水化物ダイエットにつきまとう問題なしに、そのメリットを存分に享受できる第一級の方法だ。炭水化物を摂取する適切なタイミングこそ、完全無欠ダイエットならではの成功のカギである。ほかのどんな長期間の高脂肪・中タンパク質・低炭水化物ダイエットでもとうてい同じ結果は達成できないだろう。

「自食作用」で体の細胞をきれいにする

僕はアンチエイジングの非営利の研究活動を通して、「自食作用」という体内の自然な掃除のプロセスについての興味深い情報を見つけた。細胞内のゴミをリサイクルしてエネルギーに転換するというものだ。さしずめ、たき火でがらくたを燃やして暖を取ることの細胞版といったところか。

細胞には時間を経るにつれ、死んだ細胞小器官《オルガネラ》や損傷したタンパク質、酸化した微粒子がたまって、機能が阻害され、老化が加速される。**自食作用は、このクズを取り除いて、あなたの若さを保ってくれる体の作用である。**最良の体型、体調、パフォーマンスを導くため、ぜひ細胞にはこれに励んでもらいたいものだ。

自食作用は筋肉量の維持に必要とされ、成人の筋破壊を抑制する。[*19] 僕は運動に費やす時間を短くして、なおかつ若さを保ち、筋肉を増強することに興味があった（みんなそうでしょ？）から、自食作用をハックすることに決めた。

そこで、体の自食作用をオンにする、２つの主要なスイッチに着目した。

１つ目は断食だ。だから完全無欠断続的ファスティングであんなにすごい結果が得られたのだとわかったが、研究を進めるうち、自食作用をオンにするさらに良い方法が見つかった。

それは、**ときどきタンパク質の摂取を制限すること**だ。こうすれば、タンパク質をリサイクルする方法を細胞に模索させることになる。その過程で細胞は、細胞質にひそんでいる毒素と結合してこれを排出してくれる。いわば車を洗車場に出し、念入りに洗ってもらうようなものだ。

研究によれば、タンパク質の欠乏状態には、ほかにもいくつか断食に似た利点がある。第一に、タンパク質が不足するとインスリン値とエムトール値が低下すること。エムトールの分泌は、抑制されるとかえって跳ね上がる。それが筋肉増強のカギだということを思い出してほしい。

問題は、僕は1年近くも生食ビーガンとして過ごしていたので、おのずとタンパク質を制限していて、そこから多くの健康上の悩みが生じたことだ。じつのところ、**慢性的なタンパク質の欠乏は、脳と体にべらぼうに悪い**。肝心なのは、あくまで一時的にタンパク質不足になる方法を考え出すことだった。

これを実行する最もシンプルな方法は、伝統的な断食法にのっとって、24時間以上何も口にしないことだ。僕は正しいやり方で実験しようと決心した。

2008年、アリゾナ州セドナから約30キロ離れた国有林へ送ってもらう手配をした。そこにほとんど知る人のない洞窟がある。寝袋と水、ナイフ、緊急連絡用の携帯電話だけ持ちこんだ。そして4日間、瞑想にふけって7キロほど減量した。いっさい食べ物を口にしていなかったから、自食作用の恩恵を受けたことは間違いないが、断食によって腸内細菌が体に脂肪を燃やさせるFIAFを分泌した、そのおかげでもあった（摂取カロリーがゼロだったことはいわずもがな）。

週1日、タンパク質を「ストップ」する

文明社会に戻ったとき、こんな大げさなことをせずとも自食作用のメリットを享受したいものだと思ったが、仕事があり友人もいる身で24〜48時間も何も食べないというのは、不都合である。これを乗り越える工夫が、「完全無欠タンパク質ファスティング」だ。

僕は週1日、タンパク質の摂取を25グラム以下に制限することを始めた。いろんな量で実験するうちに、親友でバイオハッカー仲間のジョシュ・ウィトンが、僕の計算に厳密に合わせるには25ではなく15グラム以下を目標にすべきだとアドバイスしてくれた。

うっかりしていたが、栄養成分表示に1人前あたりタンパク質の含有量0グラムと書いてある食品でも、多くの場合、まとまった量を食べれば多少のタンパク質を摂ることになる。

ココナッツクリームがいい例だ。表示には、1人前の分量（＝大さじ2杯）にタンパク質は含まれないとあるが、そのじつ、僕がタンパク質ファスティングの日に、このおいしいクリームを4分の1カップ（約60ミリリットル）かけていたら、たっぷり1グラムのタンパク質がひそんでいた。実際、**1日に15グラムという厳しい制限に切り替えたところ効果は絶大で、腹部の炎症と「はみ出し腹」が目に見えて改善された**のだった。

ということで、僕は週1日のタンパク質ファスティング日には、基本的に完全無欠な野菜中心の食事を摂りつつ、タンパク質を15グラム以下に制限する。この食事には、多少の完全無欠な炭水化物と、たっぷりの脂肪が含まれている。のちほど、あなたのタンパク質ファスティング日に参考にできる具体的な献立を紹介しよう。

ただし、これは「ズルをする日」ではないと肝に銘じてほしい。地元のファストフード店をはしごしてケーキをまるごと食べるなんてことを自分に許してはならない！　これはもっぱら、炎症をいっそう軽減し、優れた完全無欠な結果へと導く素晴らしい方法なのである。

断続的ファスティングと同様に、このタンパク質ファスティングも絶対的な決まりじゃない。もし丸一日のタンパク質ファスティングが筋肉の減少などの望ましくない副作用を伴うなら、何食もつづけてタンパク質を抜くのはやめておこう。このファスティング日に食べるタンパク質の総分量をいじくってみるのもいい。これまた、あなたが最良の結果を得るために自身のバイオハッカーになる絶好のチャンスだ。

僕は夕食時のみタンパク質を食べることを試したが、減量の効果はあまりなかったから、タンパク質ファスティングは「正しい方法」――タンパク質の摂取を15グラム以下で丸一日を過ごす――で行なうか、やめておくかのどちらかにしている。

「何を」「いつ」食べる?

“簡易版”完全無欠ダイエット

ぜい肉を減らし、脳を活性化し、病気を予防する

お腹が空いたときに食べ、満足したらストップ。おやつは食べないように。全カロリーの50～70%を健康に良い脂肪から、20%をタンパク質から、20%を野菜から、5%を果物やでんぷんから摂るように心がける。最良の結果を得るには、完全無欠な食品を食べ、中性脂肪値を高めないよう、果物やでんぷんは夕食に1～2人前だけに制限すること。

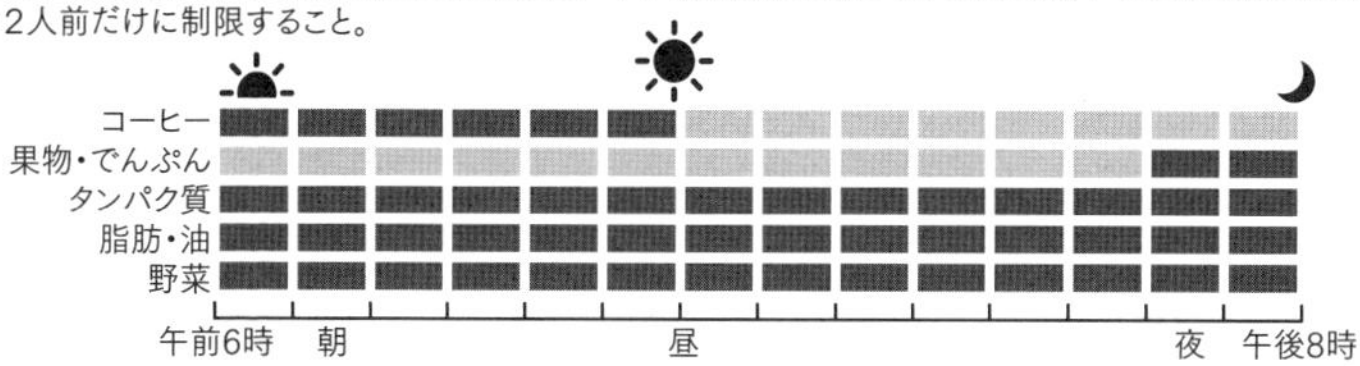

完全無欠断続的ファスティング

減量しながら空腹に悩まされずに集中力を高める

完全無欠コーヒーの摂取から1日を始める。健康に良い脂肪が安定的にエネルギーを供給し、コーヒーが脳機能を最大限に高め、減量に導いてくれる。最良の結果を得るには、完全無欠な食品を守ること。

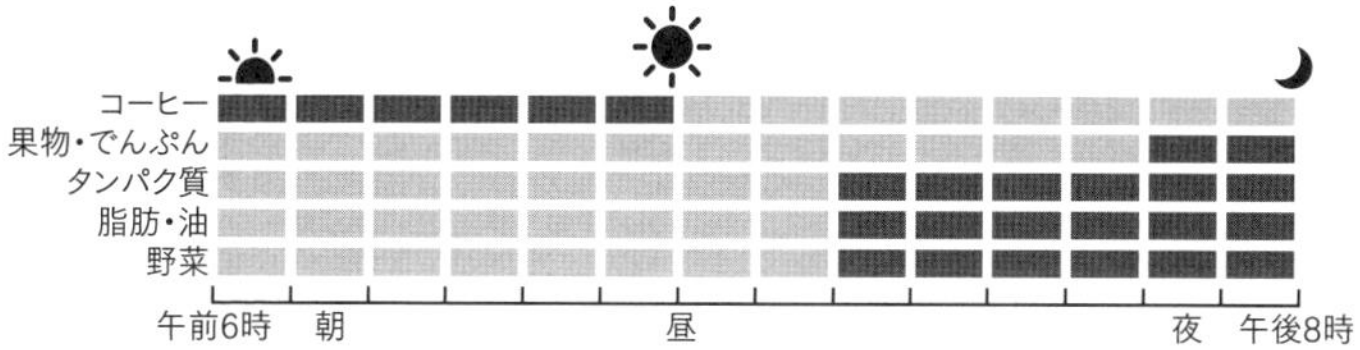

完全無欠タンパク質ファスティング

炎症をさらに減らすために利用すべきテクニック

週1～2日、タンパク質の摂取量を15～25グラムに制限することで、筋肉を落とさずに体の細胞を掃除できる。満腹感とエネルギーを保つには、朝、完全無欠コーヒーを飲んで、夜までに高脂肪・中炭水化物食を摂るように。最良の結果を得るには完全無欠な食品を守り、炭水化物の摂取は午後と夜に限ること。

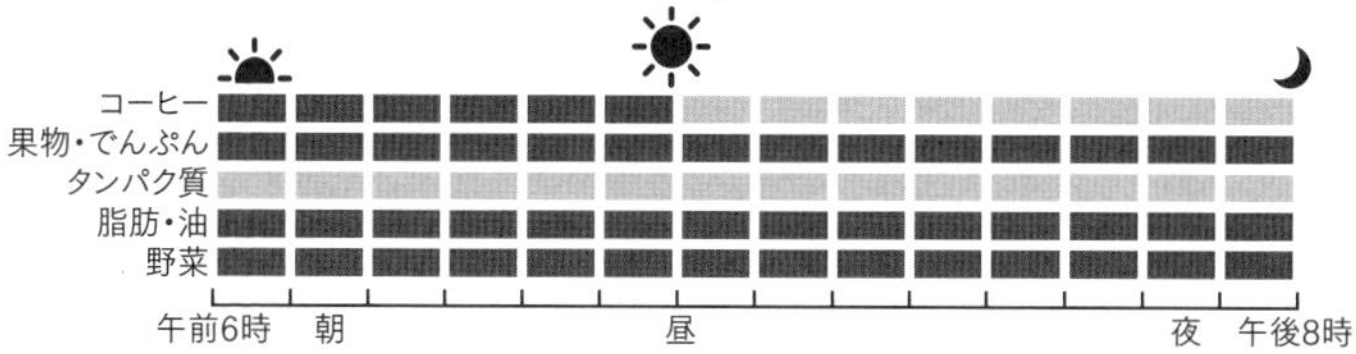

Chapter 5

睡眠をハックして、寝ているあいだに痩せる

使える時間が「16年分」増える睡眠法

たいていの人の睡眠状態はひどいものだ。眠るまでに時間をむなしく費やし、体と頭をしっかり充電できない浅い眠りの状態を何時間もつづけている。かくいう僕も昔はそうだった。脳がその日の出来事をむし返し、翌日の予定を思いめぐらすのをやめないせいで輾《てん》転反側《てんはんそく》し、1時間も寝つけないでいた。そして毎朝、疲れが取れないまま目覚めた。

睡眠で貴重な時間を無駄にしているようにも思っていた。いつだって、もっと面白い、やりたいことがあった。僕がこれまで何度も異なる睡眠実験に取り組んできたのも、眠る時間をもっと削って、人生経験に充てる時間を増やしたかったからだ。

高校時代は夜3〜4時間（午前3〜6時）しか寝ないで登校していたからヘトヘトで、

ほとんどの授業で居眠りしていることで有名だった。つまり6時限にわたって15分ずつに小分けして、1時間半追加で寝ていたわけだ（クラスで2番の成績だったので、先生方からも大目に見られていた）。金曜と土曜の夜に10〜12時間の寝だめをして、週単位で一晩あたり平均睡眠時間を6〜7時間に引き上げていた。

とはいえ、これは効果がなかったし、健康を改善しもしなかった。**20歳以下の若者には割増しで睡眠が必要だという科学的証拠もある**。そのうえ僕の場合は、授業中に眠らないで、しゃきっとしているために、ソーダに頼らざるをえなかった。

大学では時間割に融通が利いたから、自分の自然な体内時計に従うことにした。授業が遅い日にはおのずと、午前6時まで起きていて11時か正午まで寝る、という生活になった。だが、この睡眠法はまったく時間の節約にならず、頭が冴えている時間が長くなるわけでもなかった。

社会に出たばかりの駆け出しのころ、僕は2学期分のコンピュータ情報システムの授業を1学期だけで修了することに決めた。睡眠2〜3時間（朝5〜7時）で、ほとんど居眠り運転をしながら登校し、授業前に1リットル以上ものコーヒーをがぶ飲みした。気分は最高にアガるが、3時間後にはガス欠になって、その後はずっと自分を持ち堪《こた》えるのに必死だった。もっとスタミナをつけようと、週に数回ウエイトトレもした。いまにして思えば、この実験で自らを副腎疲労に追いこんで甲状腺機能を損なったのだろう。激しいトレーニングと睡眠不足が、体に過度のストレスをかけたのだ。

そのあと、何かで「分割睡眠」について読んだ。4時間おきに20分ずつ睡眠をとる、という方法だ。これも短期間試してみたのだが、あまりに不自由でスケジュールがきつく、睡眠を数時間は節約できても、かえって効率が悪くなった。

睡眠の質を上げて「寿命」を延ばす

長年にわたる睡眠実験のおかげで、睡眠の質について多くを学ぶことができた。睡眠の質は、どれくらい早く寝つけるか、**レム睡眠とデルタ睡眠（体を回復させる深い眠り）を何時間できるか**で決まってくる。

自己実験とバイオハックをくり返して、僕はついに自分の睡眠の質と回復力を最適化する方法を会得した。おかげで同年代のほとんどの人より多くのことを経験できた。幸運なことに、2つの異なる10億ドル企業で戦略を担当し、自分の3つの会社を買収させ、ベンチャーキャピタルで働き、カリフォルニア大学で5年間教鞭を執り、何十という新興企業にアドバイスし、全米キー局のラジオ番組の司会になり、「完全無欠エグゼクティブ」を起ち上げてiTunesのポッドキャストで情報提供を始めたところ配信数が数百万に達し、ナンバーワンにのぼり詰めた。

しかし、仕事だけが人生じゃない。僕は素晴らしい妻ラナと子供たち2人とも多くの時間を過ごしている。過去3年間には余暇を使って、通常なら何年もの瞑想を要するところ、数週間で脳に新しい能力を教え込むプログラム、「40年間の禅」を修了した。これは僕が管理職向けコーチングの顧客に、ストレスをただちにコントロールし、パフォーマンスを高めるために用いている集中プログラムで、脳波計に1週間つながれて、禅の達人の脳がすることを自分の脳にさせるように、ひたすら集中するよう求められるものだ。

このすべてが可能になった理由の一つは、他人より睡眠時間を削れるように自分を仕込んだことだ。アメリカ人の平均睡眠時間にもとづけば、僕はこの前半生でざっと8年間他人より割増しで生きてきて、疲れもしなかった。眠りの質を改善するよう脳を鍛えることは可能だし、**健康な人は、そもそも回復が速いから必要な睡眠時間が短い**のだ。

睡眠が完全無欠ダイエットにとって重要なのは、食事と睡眠は直接関連しているからである。食べるものが、よく眠れるかどうかに直接影響し、睡眠の質もまた減量（あるいは増量）とパフォーマンスに強いインパクトを与える。高い質の眠りを得ることは、脳機能、寿命、人生のあらゆる局面でのパフォーマンスの改善にきわめて重要な要因となっている。人生は短い。疲れたまま目覚めている場合じゃない！

一晩に6・5時間以上、寝るべき理由はない

多くの人がまだ「良い眠り＝8時間連続で眠ること」と考えているが、カリフォルニア大学サンディエゴ校の睡眠に関する研究論文や110万人の老化に関するデータを見直すと、「一晩に6・5時間よりも長く眠るべき統計学的な理由はない」と結論づけられる。むしろ、**6・5時間睡眠の人のほうが8時間睡眠の人より長生きだった**。[*1]

いや、8時間も寝ると早死にすると言いたいのではなく、もし9〜10時間は眠らないと人心地がつかないとしたら、6・5時間だけで元気になる人と比べて健康じゃないということだ。

つまり、もっと健康になれば、必要な睡眠時間は短縮されるだろう。これは睡眠不足でも問題ないと言っているのではなく、ちょうどタンパク質をたくさん摂るほどいいわけではないのと同じで、たくさん寝ればいいわけでもないということだ。肝心なのは、正しい質と量を確保すること！

つまるところ、睡眠は量より質がずっと大切だ。良い眠りを欠けば、太ったり、心臓病やがんを発症しやすくなったりして、死のリスクがかなり高まるのに対し、良質の睡眠は心身にたくさんのメリットをもたらす。

一晩ぐっすり眠れば、そうでない場合と比べて、新しい運動技能の実行で「正確性が失われることなく」運動速度が20％改善されるし、[*2]良質な睡眠をとることは認知課題への新たな洞察を得る能力を50％高める。[*3]加えて、肌の健康と若々しさを保ち、[*4]インスリン分泌を最適に制御し、[*5]健康な細胞分裂を促し、[*6]スポーツ選手のパフォーマンスを向上させる。[*7]

使える時間が「16年分」も増える

では、どうやって眠りの質を高めるのか。決め手は、代謝を向上させ、睡眠を工夫することだ。そうすれば、いっそう良く眠れるようになる。いまや完全無欠ダイエットで、健康と、精神機能、エネルギーを維持（たいてい増進）しながら、言葉どおりの意味で、1日の活動時間を長くすることが可能なのだ。

工夫されていない眠りはダラダラとつづく。**アラームを使わずに体が眠るままにしていたら、人は人生の約34％を寝て過ごすことになる。**

睡眠を完全無欠化して一晩5時間ほどで足りるようにすると、これは人生の20％だ。80歳まで生きると仮定して、睡眠を5時間に短縮すれば、生涯で起きている時間が16年も割増しで得られるのだ。

これほどのおまけの時間で何ができるか考えてみてほしい。修士号を5つ取得でき、新しいキャリアをスタートでき、もっと性生活をエンジョイし、子供と遊ぶことができる。なんならビンゴゲームに興じてもいい。あなたの時間だ。好きに使おう。

睡眠の完全無欠化とは、一晩で寝る時間を6時間よりも短くすることではない。本書執筆時点で僕の過去456日間の平均睡眠時間も、愛用の睡眠追跡システムの一つによれば、6時間1分きっかりだ（それ以前には、5時間以下の睡眠を2年間つづけていたが）。

あなたが8時間以上は眠る人で、その習慣をつづけるつもりでも、眠りの質の改善から大いに利益が得られるだろう。とはいえ、完全無欠ダイエットの実践と睡眠効率の工夫を組み込めば、**寝つけない時間のマイナス効果に悩まされなくなり、ほとんどの場合、睡眠時間を短縮できる**。

だが太っている人、慢性病の人は、必ずそちらに対処してから睡眠をハックしてほしい。なかなか眠れない場合に、考えられる理由は主に3つ——疲れていないか、気が散っているか、睡眠時無呼吸症やホルモン異常といった生物学的な問題（ハッカー式に言うなら「ハードウェア障害」）があるかだ。

最初の2つは、簡単にコントロールできる問題だ。ハイパフォーマンスな生き方では、睡眠は勝手に起こる現象ではなく意識的な行為であるべきだ。疲れたときに確実に寝るための具体的な行動をとっていこう。たとえば、正しい時間に正しい食品を摂る、テクノロジーを活用する、といったことだ。

食べ物で「脳を強化する睡眠」をつくる

２０１２年、研究者たちが脳の新しい保守システム「グリンパティック系」を発見した。細胞内のミトコンドリアを使って脳の老廃物を除去するものだ。[*8] このシステムは特に睡眠中に活発になる。つまり、寝ているあいだにミトコンドリアが脳細胞のゴミ出しをしてくれるのだ。**睡眠中のミトコンドリアの機能を改善すれば、脳の保守システムをぐんと加速させ、短時間でしっかり掃除できる。**

だから、僕はミトコンドリアの機能改善を完全無欠ダイエットの中心となるアプローチと定めている。２０１３年、また別の研究チームが、脳細胞のミトコンドリアの健康には自食作用が必要になることを解明した。[*9]

自食作用を高めるものは何だった？　そう、「完全無欠断続的ファスティング」と「完全無欠タンパク質ファスティング」だ。ＭＣＴオイルも、ミトコンドリアの燃料となるケトン体を提供する。完全無欠ダイエットに励んでいれば、睡眠中に老廃物を捨てる能力はすでにアップグレードされているのだ。

つまり、完全無欠ダイエット自体が、ほとんどの人の睡眠の質を向上させるわけだが、ちょっとした力添えを加えることもできる。自己最高のパフォーマンスを望むあなたなら、睡眠中に脳細胞のエネルギーを高めるためにあらゆる手を尽くしたいだろう。
完全無欠ダイエットの基本のほかに、睡眠の改善に食事を活用する方法はいくつかあるが、そうした改善法は人によって効果が異なってくる。効き目はさまざまなので、自らを観察しながら、自分に最も有効な工夫になるよう、究極の睡眠プランをカスタマイズしていこう。

MCTオイルで「寝ながら」痩せる

脂肪は脳と体にとっての燃焼時間が長い燃料で、夕食でクリーンな脂肪を補給すればエネルギーを供給しつづけられる。良質のバターやグラスフェッドの動物性脂肪、ココナッツオイルのどれでも良いが、僕個人としてはMCTオイルが気に入っている。**MCTオイルは脳の燃料となるケトン体にただちに転換されるうえ、睡眠中に体脂肪の燃焼も助けてくれる。**

僕は前夜のディナーか寝る前にでもMCTオイルを大さじ1～2杯摂ると、翌朝は頭の回転が速まり、明晰に考えられることに気づいた。MCTオイルを材料に含んでいるノーコーヒー・バニララテ（付録2ページ）を寝酒代わりに飲んでみてほしい。このドリンクは完全無欠コーヒーと同様に、タンパク質を加えることなく、飢餓状態から抜け出させてくれる。

警告。MCTオイルにまったく不慣れな人は、ゆっくりスタートして、必ず何か（バニラテなど）に混ぜて、お腹に優しくなるようにすること。前に注意したとおり、MCTオイルの摂りすぎで下痢を起こすことがある。それでは、とてもじゃないがぐっすり眠れない！

魚油が気分を良くして、筋肉を成長させる

オメガ3脂肪酸の一つ、DHA（ドコサヘキサエン酸）には多くの効能がある。果糖が脳機能に及ぼすマイナス効果を防ぎ、気分を良くして不安やうつ状態を軽減し、インスリン感受性を改善し、筋肉の成長を促す。また研究によれば、DHAを含有する魚油《ぎょゆ》は、健康な感情を促進する神経伝達物質セロトニンの分泌を助け、睡眠を妨げかねないストレスホルモンの濃度を下げるという。*10

僕はさまざまな魚油や思いつく限りのオメガ3脂肪酸サプリを片っ端から試したが、最高の眠りを与えてくれたのは「クリルオイル（オキアミオイル）」だ。というより、目につく効果があったのは、これだけだった。魚油かクリルオイルを夕食時か寝る前に1グラム摂取するのがおすすめだ。亜麻仁油《あまにゆ》とヘンプシードオイル（麻実油《あさみあぶら》）は、オメガ6の比率が高くオメガ3の比率が低いので避けるように。

生はちみつで「早く深く」眠れる

脳は睡眠中にたくさんエネルギーを使う。脳の効率的なエネルギー源は、肝臓グリコーゲンと呼ばれる肝臓に蓄えられた糖質だ。脳は筋肉に蓄えられた糖質（筋肉グリコーゲン）を要求するより前に肝臓グリコーゲンを使うので、**寝る前に少量の炭水化物を摂ることは、夜間の脳機能を良くする助けになる。**

生はちみつは肝臓グリコーゲンの蓄えに優先的に使われ、真っ先に脳機能に役立てられる。食料品店でよく見かけるような花粉除去し加熱処理をしたはちみつよりも、肝臓グリコーゲンの生成が22％優れている。[*11] 寝る前に少量（大さじ1杯まで）を摂れば、睡眠中の血糖値が上昇し、早く深い眠りに入れるようになる。

前に触れたとおり、故セス・ロバーツは、細かく時間を調整した炭水化物摂取の効果を自己実験しながら、この睡眠の工夫について僕と話し合った。僕と同様に、はちみつが睡眠を改善することを発見したが、さらに体力と回復力を改善することも明らかにした。[*12] セスは自身を実験動物として、有効性を立証できるハイレベルのデータを集めたし、ナサニエル・アルトマンの著書『はちみつの処方箋』（未邦訳）もまた、この心身を増強するはちみつのパワーを示している。

この工夫は、とりわけ完全無欠断続的ファスティング中に、本当により深い眠りを得られるよう助けてくれる。当初は生はちみつを食べると脂肪燃焼モードから締め出されてしまうかと思ったが、**生はちみつと一緒にMCTオイルを摂っている限りは、穏やかな脂肪燃焼モードにとどまるのに充分なだけのケトン体を生成していた。**

科学の力で眠りを自在にコントロールする

以下のツールは、基本の完全無欠ダイエットの一部ではないが、睡眠の質のさらなる改善に役立てられるパワフルな手段だ。これは行き過ぎだと思う人もいるかもしれないが、あくまで完全な睡眠を追求する人なら（僕のように、ただのテクノおたくでも）睡眠のスーパーチャージの助けになる効果絶大なおもちゃの実験を楽しめるだろう。

もしあなたがストレス過多だったり、しょっちゅう時差のある旅をしているなら、これらのツールは本気でズルいと思えるほどのメリットを与えてくれるはずだ。

睡眠アプリで「浅い眠り」のときに起きる

僕のお気に入りのスマートフォン睡眠アプリ「スリープサイクル（Sleep Cycle alarm clock)」は、ベッドのマットレスの上、シーツの下にスマホを置いてアラームをセットすればいい。スマホのマイクを利用して、睡眠のパターンと質を追跡していく。少なくとも1週間はそうやって、自分の睡眠の質の基準をよく知るといい。いったん追跡を開始すれば、睡眠をハックするのに必要なデータはすべて手に入る。

これで睡眠時に実践していることが有効か確認でき、その先も覚醒時の気分や数値データにもとづいて調整が可能になる。アプリを使用しながら最上の眠りを得るには、スマホを機内モードに設定しておくこと。スマホから生じる電磁波は睡眠の質を妨げるが、こうすれば大幅に電磁波を減らせる。

スリープサイクルのもう一つの優れた点は、目覚まし機能だ。深い睡眠中にアラームで強引に起こすのではなく、**睡眠サイクルの最も浅いタイミングで目覚めさせてくれる**。これであなたは一日中、リフレッシュし活気づけられるだろう。

「琥珀色の電球」なら目が覚めない

一般的な電球は、強力な抗酸化作用をもつ睡眠ホルモン、メラトニンの自然な生成を止めて睡眠の質を妨げることがわかっている。しかし琥珀色や赤色の光に対しては、体は暗闇に対するのと同じ反応をする。

夜中にトイレや赤ん坊をあやすために起きても、点ける明かりがアンバー（琥珀）球だけならずっと早く眠りに戻れるだろう。睡眠の質を保つのに役立つアンバー球の常夜灯《ナイトライト》は、オンラインショップなどで手に入る。

地面に接して、自分の電気を「アース」する

2005年、僕は毎月アメリカの西海岸からイギリスのケンブリッジまで飛んでいた。当地を拠点とする新興企業の重役だったからだ。ヴァージン航空の素晴らしい座席でも、東回りのフライトの時差ぼけはつらかった。**裸足で芝生を数分歩いたら時差ぼけを解消できる**という話を聞いたことがあるが、僕は合理的なエンジニアとして、この思いつきを鼻で笑っていた。だが、朝、運動して体温を上げるのが体内時計のリセットに有効なのは知っていたから、ホテル横の公園で裸足でヨガをやってみた。

すると……なんてすごい効果だろう！　時差ぼけの悪影響がいっさい生じなかった。ヨガのおかげだと思い、次の出張時は室内でヨガを――同じ時間帯に同じ一連のポーズを――やってみたが、同じ効果は上がらなかった。僕の中のバイオハッカーが興味をそそられた。

数回の出張ののち、じつは地面に触れることが有効だったのだと自ら確認した。その数カ月後に、ケーブルシステムの技術系アントレプレナー、転じてバイオハッカーとなった人物が、自身の電荷をアースすることで体内時計と炎症にあらゆる効能が生じることを発見した、という記事を読んだ。この人物は、**アースが体の回復を早め、炎症を低減し、コルチゾール値を正常化してレジリエンス（精神的回復力）を高める**ことを証明する、いくつかの小規模な研究に資金を提供していた。[*13]

理屈としては、人が地面に触れると、体が帯びている電気を徐々に逃がせるというものだ。人はほぼつねに地表から電気的に絶縁されていて、時とともに電気がたまっていき、エネルギーを枯渇《こかつ》させ、炎症と病気を助長していく。

僕は現在、旅行時には、ホテルの部屋で睡眠中に時差ぼけを治すのに役立つアースバンド（アース用コンセントに接続して使用）を携帯している。これを使うと、頭も冴えてくる。

指圧の力で「最も深い眠り」に入る

指圧マットは、指圧のつぼのパワーを利用して筋肉をほぐすものだ。睡眠用として考案された指圧マットは、筋肉のうずきと痛みをやわらげ、入眠と安眠を助ける。無毒の麻やオーガニックの綿が素材で、大きくて強力な突起のついたものを探そう。

指圧マットを使うなら、ラブラドール脳を訓練しなければならない。初めて突起に体を横たえるとき、ラブラドール脳はこれは命にかかわることだと確信するだろう。闘争・逃走反応があなたを支配するにつれ、不快感の波が押し寄せる。人間脳に主導権をもたせて横たわりつづければ、交感神経系がリラックスして、1分前にはひどく不快だった感覚が心地よいくつろぎに変わっていく。

ほんの数分マットに横たわるだけで、**幸福ホルモンのエンドルフィンが放出され、リラックス状態にすんなり入る**ことができ、「スリープサイクル」アプリで睡眠を追跡中にしばしば見られる非常に深い眠りを生み出せるだろう。

テクノロジーの力で「呼吸」を落ち着かせる

ベッドに入る前に呼吸や瞑想をするだけでも睡眠を改善できるが、テクノロジーを利用して闘争・逃走反応をオフの状態にすれば、さらに良い結果が得られる。

頭が目まぐるしく回転しているとなかなか寝つけず、ラブラドール脳が虎はいないかと警戒し、えさを求めて駆けまわっているときは、眠ろうにも多くの時間を無駄にしかねない。

僕が発見した**闘争・逃走反応をオフにする最善の方法の一つが、心拍変動トレーニングだ**。闘争か逃走かの状態に陥ると、鼓動の間隔はきわめて一定になっていく。*14 これはストレスにさらされた動物に見られる徴候だ。ラブラドール脳が穏やかなときは、鼓動の間隔は変動し、リラックスするほどに、いっそう変わりやすくなる。そしてもちろん、闘争・逃走反応から脱することは睡眠の改善と相関している。

心拍変動は、双方向に機能する。心拍変動をあえて可変的にすれば平静になれるし、自分が自然に落ちついていると、心拍間隔は変動的になる。

「ハートマス・インナーバランスセンサー」は呼吸訓練を使って、闘争・逃走反応をすばやくオフにする方法を教えてくれる。呼吸の練習中に画面を見て、正しく行なえているか簡単にチェックできる。こうしてテクノロジーから与えられるフィードバックに従って、**ゆっくり呼吸をすることで、自ら平静な状態に入れる**のだ。僕はこのテクニックを用いて、3分で確実に寝つけるようになった。

心拍変動トレーニングがすごいのは、ほぼいつでもどこでもでき、どれだけ改善したか客観的データを与えてくれることだ。睡眠のトラブルを抱えているなら、就寝前に数分、ハートマスなどの機器を使って心拍変動トレーニングをやってみてほしい。心労をつのらせたエグゼクティブでも、寝つくのに5分もあれば充分だ。僕はこの簡単なテクニックを応用し、顧客のパフォーマンスと睡眠を改善させている。

質の高い睡眠をとるために「してはいけない」こと

正しいことをすべきなのと同様、ベッドに入る前に間違ったことをしないことも大切だ。最良の質の眠りを得るために、夜避けるべき最重要の事項を以下に示す。

白い光を「5分」浴びると寝にくくなる

少なくともベッドに入る30分前には、明るい光を避けるようにしたい。どうしても寝る直前まで働く必要があるなら、仕事部屋のライトをほの暗くし、不健康な蛍光灯は消すこと。夜間、自動的にPCの画面をほの暗くする無料ソフト「f．lux」をインストールしてもいい。僕はこのソフトを10年近く使い、大きな成果を得てきた。テレビ、スマホ、タブレットも、ブルーライトを削減しないで画面を見つめてはいけない。

画面が発する白色光を5分浴びるだけでもメラトニンの生成を何時間も止め、睡眠の質を台なしにしかねないので、夜間は画面をまったく見ないに越したことはない。

視覚で脳を興奮させない

テレビの暴力描写を見ると、入眠も安眠も難しくなるだろう。暴力を目にするとラブラドール脳が脅威を探しがちで、これから寝ようというときに闘争・逃走モードから抜け出しにくくなる。それでも見てしまうという人は、見たあと、闘争・逃走モードから脱するためにハートマス・インナーバランスセンサーを数分使い、リラックスしてから寝ること。

運動が眠りをじゃましてしまう

ベッドに入る少なくとも2時間前は、リラクゼーションのヨガや呼吸エクササイズ以外に、運動はすべきじゃない。運動は活力を高め、コルチゾール濃度を上昇させて、睡眠を妨げる。運動後に眠る方法をあみ出そうなどとは思わないように！

寝る「8時間前」からカフェインはやめる

完全無欠コーヒーを飲めば脳の生産性が高まり、パフォーマンスが改善され、素晴らしい状態になる。しかし高出力パフォーマンス後には、脳を休めてやることが必要だ。だいたい**午後2時以降、または就寝前の短くても8時間は、コーヒーを飲まないように。**そうすれば睡眠を犠牲にせず、カフェインの認知に与えるメリットを存分に享受できる。最大限のパフォーマンスの睡眠を得たければ、8時間よりさらに長時間カフェインを避けるべき人もいる。自分のカフェイン摂取と睡眠のパターンを追跡して、どのような影響があるかを確認すべし。

23時~2時までの「寝つきにくい時間帯」に寝ない

22時45分~23時ごろ、自然に疲れが出る時間帯がある。これは季節により若干変動する。このときに寝つかず夜更《よふ》かしすると決めると、**午前2時まで起きていられるよう、コルチゾール主導の「元気回復《セカンドウインド》」がもたらされる。**23時ごろより、もっと前の時間帯に就寝する場合も、もっと遅くから同じ時間を眠る場合よりも良質な眠りが得られ、たっぷり休んだ感じで目が覚める。

僕は23時より前に寝ることなどまずないと真っ先に認めるが、この元気回復について知っておけば、これを避けるか利用するか選ぶことができる。

僕は、副腎機能の維持に努めていた18カ月間はずっと、睡眠時間を午後10時〜午前5時としていた。けれど僕は23時以降のほうが、研究、プログラミング、執筆が好調なので、いまはこの元気回復を利用することにしている。

呼吸法でストレスを抑える

ストレスも動機づけやプラスの変化をもたらすものなら、あなたのためになる。目標達成や発展的な人生の変革といった有益なストレスがない、そんな人生は退屈だが、無益なストレスはひどく破壊的である。免疫機能を低下させ、寿命を縮め、性的な能力を損なうのみならず、睡眠を台なしにしてしまう。おそらくは、眠れないと訴える人に最もありがちな理由は、頭をすっきりさせ、心配するのをやめる方法を知らないことだ。

アート・オブ・リビングのような深呼吸エクササイズや、プラナヤマ（呼吸法）ヨガや瞑想を取り入れれば、脳の活動を休止させ、回復させ、また新たなハイパフォーマンスな一日に備えるために驚くべき効果をもたらすだろう。

Chapter 6

運動を減らせば、もっと筋肉がつく

週1の「たった15分」の運動で筋肉質になる

たいていの人と同様に、かつて僕はしっかり運動するのが、欲しい体を手に入れる一番の近道と信じていた。1回に90分、週6日の運動を自らに課し、実行している僕はエライ、と自分に言い聞かせていた。だが、正しいことをしている自信をもちながら、ぜい肉は望むほど落ちなかった。たくましさと体のキレは増したが、痩せはしなかったのだ。

想像してみてほしい。何年もあとで、**量も回数も多すぎ、時間も長すぎて、自分がしてきた運動は無駄だったのだ**と悟ったとき、僕が味わった戦慄《せんりつ》（そしてバイオハックの喜び！）を。

気分爽快で自由なエネルギーに満ちたハイパフォーマンス状態に入るのが目的なら、運動にむやみに時間を費やすのは、意志の力をただ使い果たし、体に過度のストレスをかけるばかりで意味がないし、長生きや健康の役にも立たない。

おまけに、運動は体型を決める最大の要因ですらない。体型の80～90％は食べ物によって決まるのだから、たいていの人はほぼ運動しなくても、たくましく引き締まった肉体を手に入れられる。それにはいくつかシンプルな工夫が要るだけだ。

体型は9割方「食べ物」で決まる

誤解しないように——正しい運動をするのは非常に有益なことだ。運動はＢＤＮＦ（脳由来神経栄養因子）という、ホルモンと相互に作用しあうタンパク質を放出して**脳のキャパシティを広げ、インスリン感受性を高め、心疾患のリスクを低減し、ストレスを減らしてくれる**。[*1] だが残念なことに、ほとんどの人は運動のしかたを間違えて長時間しすぎており、筋肉を回復させていない。

既述のとおり、体の組成はまず第一にカロリー摂取量で決まるのではない。むしろホルモン（と腸内細菌）が体型を決めるのだ。したがって、運動をまさに睡眠や食事のように、「ホルモン調整のもう一つのツール」と見なすのは理にかなっている。バイオハックを用いれば、短期間ではるかに多くの利益を得られることはすでに学んできた。運動だってそうだ。

トレーニング過剰で回復不足というのは、僕のクライアントであるアグレッシブな企業幹部たちに共通している問題だ。人に「会社を経営したい」と思わせるのと同じ動機が、鉄人レースことトライアスロンを完走させもするのだ。

しかしストレスの多い仕事をしているのに、めいっぱい運動したら、コルチゾール値が跳ね上がってしまう。すると**体重は増加し、筋肉は失われ、テストステロン値は低下し、バーンアウト（燃え尽き症候群）を起こす**。これは研究で証明されているばかりか、僕自身に起こったことでもある。僕は30歳にして50歳並みのテストステロン値、中年女性並みのエストロゲン値と、バーンアウトを起こすレベルより10倍も高いストレスホルモン値を示していた。

運動は適度に正しく行なうならば、骨密度、気分、血中脂質を改善し、インスリン感受性を高め、無駄のない筋肉を増やす。さらに炎症を低減し、ベッドに入る2時間以上前に運動するかぎり、よく眠れるようにもしてくれる。

ただ痩せて筋肉質になるだけでは満足できず、ボディビルダーのようになりたければ、もうちょっと多く運動をして、もっとたっぷり回復に時間をかけることになる。だが、好きな人たちと大好きなことをして日々を過ごせればいいのなら、完全無欠ダイエットを行ないながら、適度な運動をすることだ。つまり、最小限の努力と最小限の時間でやるべきことをやる、最も効果的なテクニックを使うということだ。

あなたがなりたい望みの体型がどんなものでも、このテクニックを利用できる。ちなみに、本書のバイオハックからの助言は実際に、彫刻のごとき映画スターやハリウッドのセレブ、世界を制したアスリート、総合格闘技の選手やトライアスロンの競技者にも効果をもたらしている。

マラソンは「運動」とは呼べない

まずは僕のいう「運動」を定義しよう。

友人で、医師で運動生理学者で、天才的バイオハッカーで、『科学による体』（未邦訳）著者のダグ・マガフの言葉を引用すると、「運動とは、シェイプアップと健康の増進に役立つ、プラスの生理的適応を起こすような特定の活動をいう。シェイプアップの過程で健康を損なうものではない」。つまり、**運動とは、健康的な体をつくり、はつらつとした生活を築くために利用すべきもの**だということだ。そのためには、少ない頻度で、短時間で集中して、安全で、目的が明確でなければならない。

こうした基準に沿っていなければ、それは運動ではない。マラソン、トライアスロン、超耐久レース、長距離ジョギングなど、あらゆる過酷な活動は、シェイプアップにはなっても健康は最適化しないという単純な事実から、基準にかなった「運動」ではないのだ。これらの活動はきわめて困難で、あっぱれな身体能力とメンタルの強さが求められるものだが、あなたの健康を増進するとは限らない。

マラソンが原因で心筋が一時的に損なわれもする事例から考えても、[2] シェイプアップしているとか特定の競技に強いといっても、健康であることを意味しない。

マラソン中に心臓発作で急死する人がたまに出る原因を解明しようとした2010年の小研究は、**強度の高い有酸素運動を習慣的に行なうことは心臓を弱らせ、心筋にダメージを負わせる**という証拠を明かしている。[3] 健康を改善するための運動では、むしろ心血管系リスクを低減させるべきだ。

ハードなスポーツの対極にあるものとして、エレベーターに乗らずに階段を使ったり、ランチタイムに散歩したり、余暇に自転車に乗るなどの行動があるが、これらも、強度不足で、直接の生理的適応を起こさないから、運動とはいえない。これは「ただ動きまわっている」だけだ。

これらの活動では、本物の運動のホルモン作用は得られないが、それでも心身に良い効果はある。体を動かせばメタボ[4]や乳がん、[5]心血管疾患、[6]脳血管性認知症[7]のリスクが軽減される。また、パフォーマンスを妨げ、ほぼあらゆる病気の一因となっている全身の炎症を減らす。[8] 適度の身体活動はどうやら上気道感染を減らし、[9] うつ状態の人の気分を改善もするらしい。[10]

健康な人が軽く動けば、気分の向上が2時間はつづく。[11] ミトコンドリアの機能も改善するので、[12] 脳のパフォーマンス向上に役立つ。だから、ぜひ散歩に出かけよう。ただし、歩いただけで運動したと考え違いしないように！

毎日走るより「週1で走る」ほうが効果的

ウエイトトレーニングが最も完全無欠なのは、適切な運動に求められる条件を満たし、無駄のない筋肉を増量させ、インスリン感受性と代謝率を数日間も高め、テストステロンと成長ホルモン濃度を（女性にとっても健康的な量まで）上昇させるからだ。**筋肉が増えれば、疲労や疾患、病原菌や毒素への抵抗力が高まり、健康に良い**のみならず、日常のパフォーマンスに自信とプライドをもてるようにもなる。適度な筋肉増は、男性にも女性にも健康をもたらしてくれる。

ウエイトトレをいやがる人もいるが、専業主婦のママから優秀なスポーツ選手や起業家まで誰でも、たくましくなることから恩恵を得られる。女性がウエイトトレで「筋肉ムキムキになる」というのは、無用な心配だ！ ウエイトトレは、体脂肪を減らし筋肉を増やしたい人には、おすすめの運動である。

また、心肺機能の改善には従来の心肺トレーニング（有酸素運動）が必要だとの思い違いをしないように。間違った理由（カロリーを燃やす）で長時間、心肺トレを行なうと、心臓と体にストレスをかけるだけで、運動が起こす有益な変化が起こらず、多くの場合むしろ害になる。

体のある一面だけ（心血管系、筋肉系、呼吸系など）を切り離すことはできない。なのに多くの人が「心肺トレ」で、心血管系だけを鍛えようとしている。**ランニングや自転車のような典型的な心肺トレは、健康を増進する面もあるが、ほとんどはさほど効果的ではない。**

幸い、バイオハックを利用して強い心肺をつくる方法はある。最小限の時間で心肺トレの主要なメリットを得るものだ。それは「高強度インターバルトレーニング」という方法である。これを行なうには、数百メートルを走れる場所さえあればいい。内なるラブラドールを追いかける虎のように、ひたすら全速力で走る。

30秒走ったら、90秒休む。もう一度、走って休む。15分経過するまで、これをくり返す。たいていの人はそうだが、これをしじゅうやっているのでなければ、最初は15分もたないだろう。それでもかまわない。できるようになるまで頑張ろう。

この運動のメリットは？ **ヒト成長ホルモンがたっぷり生成されるようになる。体のパフォーマンスを強化し、若さを保ってくれるアンチエイジングのホルモンだ。**

こうした高強度の運動を最短でも10分行なうことが、ヒト成長ホルモンの分泌を最大化するという研究結果が出た。[*13] また別の研究では、運動の強度が高ければ高いほど、ヒト成長ホルモンの放出が強まるという。[*14]

だから、さあ、何かに追われているかのように走ることだ。心肺機能が高まり、寿命が延びるだろう。それより何より、**これを週1回15分やれば、毎日1時間ジョギングするより心肺機能が良くなるのだ！**

「腹が空っぽ」のときに運動する

僕は、どの時間帯に運動すればいいか、運動の前後に何を食べれば最高の結果をもたらすかを見つける実験をした。1週間に6日、1日に1・5時間運動していたときは、この時間帯に暇があったので、午後9時か10時にすることが多かった。これは僕が期待した結果をもたらしはしなかった。

平日でもできると好む人がいる、朝に運動することも試みた。だが朝は自然にコルチゾール値が急上昇するので、この時間帯に（これまたコルチゾール値を上昇させる）運動をすると、専門家が推奨するより高いコルチゾール濃度を生じさせかねないとわかった。

ついに答えを見つけたのは、エムトール（哺乳類ラパマイシン標的タンパク質）と、これを抑制してから跳ね返りを起こして筋肉をつくる3つの要素、コーヒー、断食、運動について知ったときだ。最高の結果を得るには、ありとあらゆる手でエムトールを抑制し、最大限の跳ね返りを得たのちに最大級の筋肉増を果たすことだ。

だから「完全無欠断続的ファスティング」を終える直前に運動すれば最高の結果が出る。夕食を摂り、眠り、朝食代わりに完全無欠コーヒーを飲む。数時間後、午後1時か2時ごろに運動したあとで、高野菜・高タンパク質・高脂肪の昼食を摂る。そしてその夜の食事では、余分に炭水化物を摂るのだ。

2010年のベルギーの研究によって、高カロリー・高脂肪食を実践しながら、**胃が空っぽの状態（断食の状態）で運動するのが、最も筋肉を増やし**、全身の耐糖能（ブドウ糖が摂取されたとき血糖値を一定に保つ能力）を改善し、インスリン感受性を向上させることが証明されている。[*15]

「20分以上」頑張ったら、むしろ害になる

ウエイトトレに関しては、週1～3回がベストだ。睡眠と回復のための時間があり、時差ぼけがないという条件のもと「週3回まで」にとどめるべきだ。このプログラムではトレーニングが行き詰まるようなら、無理に頑張ろうとせず回数を減らすこと。

覚えておいてほしい、**運動は一定の水準を超えると成果が出なくなる**ものだ。必ずしもたくさんするのが良いのではなく、過剰なトレーニングは害になる。

トレーニングは毎回20分以上つづけてはならない。10~15分もすれば充分だ。ただし、強度はごく高く保ち、各セットはウエイトをそれ以上は持ち上げられない状態まで行なうこと。トレーナーがついているかフリーウエイト〔バーベルなど〕のトレーニング経験があるのでなければ、ジムにあるようなマシントレから始めるほうがいい。フリーウエイトで筋肉を疲労させると、ケガのリスクが高まる。

ウエイトは1・5~2分で反復して上げられなくなる程度の重さにすべきだ。**一度だけ上げられる最も重いウエイトの約80%を使う**と決めておくといい。セット間の休憩は、長くても2分、なるべく短いほうがいい。

最も有益な5つの複合運動は、「シーテッドロウ」「チェストプレス」「ラットプルダウン」「オーバーヘッドプレス」「レッグプレス」だ。

ウォーミングアップ〔準備運動〕をどの程度すべきかは、専門家でも意見が分かれている。ストレッチをするのはいいが、ジョギングとかジャンピングジャックまですることはない。

これらの種目を行なう順番は好きにしていい。各種目を1・5~2分〔これ以上は無理というところまで〕行なう。このような運動をしたことがない人でも、大丈夫。地元のジムに行くか、トレーナーを一度だけ頼んで、正しいやり方を教えてもらおう。いずれも簡単なエクササイズだ。トレーニング後は筋肉痛になるだろうが、週1回から始めれば、次の回までに回復し筋肉をつける時間はある。

ベストの運動回数は「月に4回」

適切な回復がとても重要だということは心にとめておきたい。ウエイトトレでも、高強度インターバルトレでも、次の運動までに2〜10日、間隔を空けよう。4〜7日がいちばん具合がいい。

トレーニング日の「夜」に完全無欠な炭水化物をいくらか余分に摂れば、回復が早まる。これは、炭水化物の摂取のタイミングに気をつけると最高の結果を上げられるという、もう一つの例である。

実際、ボディビルダーは何十年も運動後に炭水化物を食べてきた。炭水化物はインスリンを増やす。その役目はタンパク質と脂肪を筋肉へ運ぶことだ。だから運動で筋肉を刺激したときはインスリンを補給すべきだ。ただし、多すぎてはいけない。

覚えておこう。体型や体調を決める要因としては、食事のほうが運動より重要だ。運動は、たくましく、パワフルになるための手段にすぎない。スポーツ選手でなければ、1週目にウエイトトレを1回、2週目に高強度インターバルトレを1回、これのくり返しをおすすめする。つまり、月4回だけのトレーニングだ。

運動した日は、デスクワークだけしていた日よりずっと多く眠る必要がある。筋肉組織が深い眠りの最中に修復されるからだ。20分間の運動は一晩の睡眠ニーズを3時間以上も増大させる。

運動を週に2回以上するなら、必要なだけ体を休めること。睡眠時間が限られていたら、断じて週1回より多くトレーニングしてはならないし、時差ぼけのときにきつい運動をしてはならない。あなたの務めは「回復マシン」になることであって、「運動マシン」になることじゃない。回復時にこそ体内で筋肉がつくられるのをお忘れなく！

Chapter 7

ハイパフォーマンス・モードを「オン」にする

人が「最も健康になる」食べ方

ハイパフォーマンスは男性だけが目指すものじゃない。すらりと引き締まった、丈夫でパワフルな体になりたい女性の目標でもある。自らの帝国を動かし、健康な家族を育み、家族の食事がパフォーマンスを台なしにすることなど許さない——僕は娘に、そんな完全無欠な女性に成長してほしい。僕は幸運にも、そんな女性の一人でカロリンスカ医科大学で訓練を受けた医師であるラナと結婚した。

結婚した当時ラナは多《た》嚢胞《のうほう》性卵巣症候群と診断され、妊娠できないと宣告されていたが、僕らは**バイオハックの技法を使って生殖能力を回復させ**、**健康な家族を授かった**。ラナは現在は、完全無欠なテクニックを用いた自然妊娠と不妊コンサルタントとして働いており、この経験が女性に対する完全無欠ダイエットの詳細なアドバイスを発展させるのに役立った。

「カロリー不足」だと妊娠しない

男性と女性は異なるホルモン値と異なる体をもつのでその結果、食事にきわめて異なる反応を示す。男性も女性も完全無欠ダイエットで成功できるけれど、女性がより良い結果を出すためには微調整が必要だ。

全般に、男性はほぼ誰でも、完全無欠断続的ファスティングを実践するのに問題なく、朝の完全無欠コーヒー抜きのどんな種類の断続的ファスティングもたいていはできる（といっても誰もやりたがらないだろうが）。しかし、僕のサイトのオンラインフォーラムに寄せられた豊富な事例に鑑《かんが》みるに、**相当数の女性が、一般的な断食のせいで、ホルモン制御不能の症状や、不眠、不安、副腎《ふくじん》疲労、生理不順を起こしている**。

このことは進化論的な観点から理解できる。女性は妊娠出産できる状態を保つように進化してきた。ベビーを授かることに興味のない人でも、元気な子供を身ごもり、育てられることは生物学的パフォーマンスの重要指標だから、健康な生殖能力に配慮すべきである。完全無欠ダイエットはあらゆるパフォーマンスを向上させるよう設計されており、男性、女性ともに生殖能力を高め、守ることに格別の注意を払っている。間違ったダイエットが女性の生殖能力とパフォーマンスにとても強い影響を与えてしまうのには、単純な理由がある。

男女とも、カロリーや健康な脂質を制限すると、遺伝子の発現のしかたに影響しうる種類のシグナルを体に送ることになる。こうしたしくみを研究する科学はエピジェネティクスと呼ばれるが、これは遺伝子発現に外から変化をもたらす力に関する研究である。この研究によれば、ただ一つの影響が生殖能力を変えることもあるという。

エピジェネティクスの観点から見ると、**断食や低脂肪食は僕らの体に「飢饉《ききん》だ！　食料不足だ！　繁殖を止めろ！」と告げるようなものだ**。女性の体はごく明白な理由から、このようなシグナルに男性よりもはるかに激しく反応する。もちろん、飢饉は男性にとっても生殖に最適な環境とはいえないが、男性は2人分食べる必要はなく、お腹の赤ちゃんを連れ歩かなくてもいい。だが飢饉中に女性が妊娠したり育児をしていたら、体に余計な負担がかかり、死ぬ確率がずっと高くなる。

女性が摂取するカロリーが少なすぎると、体が飢餓シグナルへの反応でストレスを受け、食料の供給（またはカロリーの摂取）が生殖を支えるレベルに復帰するまで、生殖能力をストップしてしまう。だから摂食障害の女性はたいがい生理が来なくなる。**飢餓パニ**

ックモードに陥った体は生殖能力を断ち切ることで、妊娠のストレスから女性を守ろうとするのだ。

これまた僕が、カロリー制限が万人向けの健康なダイエット法とは思わない、あるいは男性にも女性にも毎日の激しい運動をすすめない理由だ。女性アスリートの多くもまた、過剰な運動と低脂肪・低カロリー食の組み合わせが体に過剰なストレスを与えるので、生理が止まってしまうことがある。細胞のエピゲノム〔環境などで後天的に発現のしかたが変わる遺伝情報〕に「毎日虎に追われている。命が危ない」というシグナルが送られてしまうからだ。

男女とも体はこうしたメッセージに対して消耗、副腎疲労、ホルモン障害といった反応をするが、女性はこれらの問題により敏感で、すぐに影響を受ける。

腸を「脂肪減モード」にする

僕はバイオハックの原則を用いて完全無欠断続的ファスティングを一般的な断続的ファスティングよりも体に優しくして、女性も男性も健康へのリスクなしに、断続的ファスティングの効能を実現できるようにした。女性のほとんどは、一般的なファスティングを避けて、代わりに完全無欠断続的ファスティングを実践すると、体調が良くなる。

これはまた、ただ単に食事を抜くより速く、腸内細菌叢を脂肪減モードにしてくれる。なぜならバターと特にMCTオイルが、ただ何も食べないよりも悪玉菌を抑制するからだ。

完全無欠断続的ファスティングはストレスのシグナルを送るのじゃなくて、**そろそろ自食（細胞の掃除）をして急速に体脂肪を落とす（ケトーシス）頃合いだよ、と体に告げる**のだ。そして腸内細菌に、でんぷん質がないから、絶食誘導脂肪因子（ＦＩＡＦ）経由で脂肪燃焼をぼちぼち始めてくれ、と伝えるものである。

完全無欠断続的ファスティングはストレスのシグナルを生まないので、一般的なファスティングより副腎機能を良好に保つ。実際、副腎髄質《ずいしつ》で生成される脂肪燃焼ホルモンのアドレナリンが活用されるので、[*1] 極度の副腎疲労を起こすストレスのシグナルを避けることは本当に重要である。

これをもっと複雑にしているのが、コーヒーは副腎にストレスを与えることで知られていることだ。コーヒーのカビ毒と副腎機能障害のあいだにも関係がある。ＷＨＯ（世界保健機関）が発表した調査結果によると、コーヒーによく見られるカビ毒は、肺以外の器官では副腎髄質に最も速く蓄積されるという。[*2*3*4*5] もしも副腎疲労に悩まされているがコーヒーの効能を得たいならば、カビ毒の少ない高品質のコーヒーを探すべきだ。

「悪い脂肪」は少し摂るだけでも大ダメージ

完全無欠コーヒーは、「いまは食料不足だから生殖能力を停止せよ」と体に告げることはない。とてもおいしくて満足感を与えてくれるグラスフェッドバターを摂取しているときに、飢饉だなんて、体は想像もできないだろう。代わりに「ここは豊かな国で、こよなく健康なベビーを授かるような種類の脂肪でいっぱいの環境だ。身ごもれ、母となれ！」というメッセージを体は受け取る。そして**生殖能力が高まれば高まるほど、体は健康になり、結果としてパフォーマンスも向上する**。

完全無欠ダイエットは、完全無欠断続的ファスティングを通してのみならず、全般に低糖・高上質脂肪食によっても生殖能力を高めていく。

妊娠したい、または最高のパフォーマンスが必要というだけの女性にとっても、糖をなるべく控えることは重要なポイントだ。前述のとおり、糖を大量に摂ると体内のインスリン濃度が上昇し、ホルモン値が乱される。そして適切なホルモン値が生殖能力の決め手となることはいうまでもない。糖の過剰な摂取は、酵母にえさを与えることにもなり、これは男女ともに問題だが、酵母感染症になりやすい女性にはいっそう大きな問題である。

良質のバターやＭＣＴオイルなどの脂肪をたっぷり摂ることは、女性に妊娠期間を支えるのに必要なエネルギーを与える。ヘルシーな脂肪はクリーンなエネルギーの最良の供給源であり、糖や炭水化物のように電池切れや食物への渇望を引き起こすことはない。ヘルシーな脂肪を充分に摂取すればパフォーマンスが良くなり、ホルモンが機能し、腸内悪玉菌が抑制されるうえに、体重を減らせる。

とはいえ、生殖能力を守るためには、**健康に良い脂肪を食べるのと同じくらい、健康に悪い脂肪を食べないことが重要**になる。肥満は不妊症のリスク要因であり、合成トランス脂肪酸は、たとえ少量でも排卵性不妊を起こしうる。*6

完全無欠ダイエットが女性の生殖能力を高めるもう一つの方法は、炎症を低減することだ。慢性の炎症は受精しにくくするが、完全無欠ダイエットでは穀物、乳製品、高オメガ6の油脂など、炎症を促す食品を摂ることはない。ただし過去にこれらの食品を食べていたら、その影響は長ければ6カ月つづくかもしれない。そのため、僕は妊娠する予定の女性には、受精の3~6カ月前から完全無欠ダイエットを開始するようすすめている。

完全無欠ダイエットに3カ月間取り組めば、生殖能力を高めるには充分だが、6カ月間励めば、これまでの食事で摂ってきた有害な毒素を除去して、なおかつ慢性の炎症を軽減するだけの時間が体に与えられるだろう。こうした改善でもたらされる遺伝子へのプラスの変化は、あなたの子供にも、孫にも引き継がれる。何世代にもわたってアップグレードができるということだ！

女性のためのバイオハック微調整

これまで説明してきたすべての理由から、完全無欠ダイエットは男女ともに有効だが、女性がさらに良い結果を得られるようにできる微調整がいくつかある。

「脂っこいもの」も食べたいときは食べる

ストレスを受けている女性が脂っこいもの、塩辛いものを食べたがるのには理由がある。副腎が極度に疲労しているのだ。

空腹に対してと同様に、こうした欲求を単に無視し意志の力で克服しようとしないことが肝心だ。思い出してほしい。副腎はナトリウムとカリウム濃度のバランスをとるホルモンを生成している――細胞の適切な機能に不可欠のホルモンだ。ストレスがある場合、塩の充分な摂取は、すでに酷使されている副腎への負担をやわらげてくれる。

しかし、よく聞いてほしい。これは不幸にも多くの人がするように、ポテトチップをかっ込めという意味じゃない。脂っこいもの、しょっぱいものが欲しければ、バターを絡めて良質な海塩を振った、おいしい完全無欠なタンパク質や野菜を食べよう。

これは名案であるばかりか健康のために不可欠なことだ。体調も見た目も良く、格段に素晴らしい女性になるために役立つ。そしてあなたの副腎も生殖能力も脳も損なわずに完全無欠断続的ファスティングを安全に行なえるようにしてくれる。

「朝のタンパク質」でダイエットがハイスピード化する

もしあなたが「40代以上」か「大きく減量をしたい」なら、朝食にタンパク質を加えることが、長い目で見て役立つかもしれない。完全無欠コーヒーに魚由来のコラーゲンを加えてみよう。こうすると体の消化プロセスが起動して、実質的に断食を終えるので、通常の完全無欠断続的ファスティングより早く空腹を感じるようになるが、同時に**レプチン濃度がリセットされるため最終的には体調が良くなり、なおかつ速く減量できるようになる。**

また、メンテナンス・モードに入ったら、朝食に放し飼い鶏卵やホエイプロテインなど完全無欠なタンパク質を加えて、様子を見てみよう。体が一日中脂肪を蓄えたがっていると腸内細菌に伝えたいのでもなければ、朝に炭水化物は食べないこと。

炭水化物を「追加摂取」する

女性の体はストレスシグナルにとても敏感なので、朝に脂肪（ときどきタンパク質）を本当に必要としているのみならず、炭水化物にも男性よりも依存している。

完全無欠ダイエットでは、炭水化物は「追加摂取日」にいつも摂るより多く食べて炭水化物を補充する。炭水化物の追加摂取日は、タンパク質の断食日だ。週に1度、食事中のタンパク質をヘルシーで完全無欠な炭水化物に置き換えるのだ。

男性のなかには、もっと炭水化物を食べる頻度が少なくても最高のパフォーマンスを発揮できる人もいる。しかし女性はつねに、少なくとも週1回、タンパク質ファスティング日に炭水化物を追加摂取すべきだ。女性のなかには、メンテナンス・モードに入ってから週に2回以上の追加摂取が必要になる人もいる。夕食に少量（30グラム以下）の炭水化物を摂ることは、これが必要な女性に驚くべき効果をもたらす。

これはマクドナルドでどか食いをしろと言っているんじゃない！　炭水化物の追加摂取日には、**サツマイモ、ニンジン、白米など、完全無欠な炭水化物を充分に食べること**。翌日はやや体が重く感じるかもしれないが、ただの水分の重さなのでご安心を。妊婦は、完全無欠ダイエットの原則は守りながらも、少量の炭水化物を毎晩食べるべきだ。妊娠中には、絶対にファスティングをしてはならない！　子宮内の胎児が適切なカロリーと栄養を受け取れることが、何より重要である。

妊活中のカフェインはなぜだめか？

もしあなたが妊婦か妊活中ならば、カフェイン入りのコーヒーを飲むのは、素晴らしい考えとはいえない。カフェインは胎盤を通り抜け、持続的にカフェインにさらされている胎児の心拍数を上昇させる。胎盤への血流を低下させもする。[*7] 妊婦の多くはたまに1杯のコーヒーを飲んでも問題ないが、毎日は飲まないように。僕のおすすめは、完全無欠コーヒーをノーコーヒー・バニララテ（付録2ページ）に置き換えて妊娠に与えるリスクなしに同様の結果を得ることだ。

子供を「低炭水化物」にしてはいけない

ラナと僕が彼女の生殖能力の回復に努めていたとき、その過程で、成人を強くするのと同じ食品が、子供も成長させ健康にすることを発見した。

子供に良いものを食べさせるのは親の責任だ。妊婦となった妻の食事はたいてい僕が用意し、子供が生まれた後も何年も僕が作ってきた。多くのクライアントのお子さんがたをもっと完全無欠にする手伝いもしてきた。そうして子供には完全無欠ダイエットのような高脂肪食を摂らせるのが最善だとわかったのだ。

一般に、**毒素や、糖やグルテンなどのハイリスクな食品をあまり食べない子供は、食べる子供より行儀がいい**。ハイリスク食品を食べる子供ほど頻繁にキレないし、もっと長い時間、注意力を保てる。

また、**子供には炭水化物が必要なことは心に留めておくこと**。ファスティングもしてはいけない。ただし、食事に完全無欠ダイエットの原則をいくらか組み込めば、いい子になって、あなたがいま、子供のかんしゃくの扱いで無駄にしているエネルギーを節約できるかもしれない。各カテゴリーの完全無欠な食品を与えよう。グルテンもジュースもなしで子供は耐えられないと心配する親もいるが、僕の子供たちは幼い時分から完全無欠ダイエットの原則に従っていて、完全無欠な食品が大好きだ。

子供は元来バター好きで、つまみ食いするほどだから、ヘルシーな脂肪を使った食事に抵抗はしないものだ。うちの子供たちの好物のメニューは、焼きいもと、たっぷりのバターを絡めたカリフラワーとベーコンのマッシュだ。

コーヒーを飲ませる場合は、体に合うか慎重に見ながら、小さいコップ1杯程度にすること。

コーンフレークは「性欲を抑える」ためにつくられた

完全無欠ダイエットの非常に重要な側面として、ホルモン値のバランスをとる、ということがある。とくに上昇させることに重点を置いているホルモンの一つがテストステロンだ。これは男性にも女性にもあてはまる。テストステロンは男性的な機能と結びつけて語られがちだが、実際には男女ともテストステロンを生成するし、男女ともきちんと体が機能するために必要としている。

テストステロンの2つの主な仕事は、性欲および性的機能を維持することと、タンパク質の合成を促して筋肉をつけることだ。テストステロン濃度が高まるとボディビルダーばりに「筋肉ムキムキ」になるんじゃないかと心配する女性もいるが、注射などで外部から直接供給することなしには、女性がそうなることはありえない。

むしろ昨今は、テストステロンの生成量が足りなくて体重増、性欲低下、ほかにも多くの症状に陥る女性のほうが多数いる。また、テストステロンは健康な骨の形成にも必要なので、閉経期を迎えて骨折や骨粗しょう症のリスクが高くなる女性には、体内に適量を保つことがきわめて重要になる。

では、なぜ多くの女性は(また男性でも)テストステロンの生成量が不足しているのか？　残念ながら、これまた低脂肪・高毒素・高炭水化物食を摂取している結果である。カロリーか脂肪、またはその両方を制限するとき、生殖能力を遮断するのと同じストレスシグナルが、テストステロンではなくコルチゾールを生成するホルモン成分を使い尽くせ、という指令を体に送る。慢性的にコルチゾール値が高いと、インスリン抵抗性、脂肪増、筋破壊を生じることがある。

炭水化物は血糖値を急上昇させることで、テストステロン減少の原因になる。男性の調査によると、ブドウ糖を75グラム摂取したあとの血糖値の急上昇だけで、2時間以上にわたってテストステロン値が25％も低下してしまう。[*8] 事実、コーンフレークもグラハムクラッカーももとは性欲抑制のために考案された食品だ。当時は性欲が「問題」と考えられていた。

低脂肪・高炭水化物食では体に生成させるテストステロンが少なすぎるのだから、当然、完全無欠ダイエットのような高脂肪・低糖・低炭水化物食がテストステロン値を高めるというのは理解できる。[*9] 事実、研究によって、飽和脂肪酸、一価不飽和脂肪酸、コレステロールをたくさん食べる男性アスリートは比較的高いテストステロン値を示す[*10]一方で、低脂肪・高繊維質食の健康な中年男性のテストステロン生成量は比較的少なかった[*11]ことが証明されている。

だが、どんな脂肪でもテストステロン値を上昇させられるわけじゃない。[*12] 完全無欠ダイエットでは摂取しない不健康な多価不飽和脂肪酸は、飽和脂肪酸や一価不飽和脂肪酸のようにテストステロン値を上昇させはしない。

テストステロンの重要性は、完全無欠ダイエットでグラスフェッドで有機飼育の動物性食品を食べることが、非常に大きな役割を担っている理由の一つだ。**従来の飼育法の動物性食品によく見られる毒素、ダイオキシンは、テストステロンの生成を阻害する**ことが証明されてきた。[*13]有機飼育でグラスフェッドの食肉と乳製品には、従来の飼育法のものと比べてダイオキシンが少ない。[*14]

2週間の完全無欠ダイエット後には、かつてなく丈夫で元気になった自分を感じることだろう。男性でも女性でもそれは主として、いまやあなたの体に、強くなるのに必要なホルモンを作る材料がそろっているからだ。僕にただ家族ができただけじゃなく、こんなにも健康で利発な子供たちと、パワフルで若々しい妻に恵まれたのは、完全無欠ダイエットのおかげだ！

Chapter 8

完全無欠ダイエット・ロードマップ

楽しく進める「オシャレ地帯」編

食品を「有益なもの」「有益とも有害ともつかないもの」「有害なもの」の3つのカテゴリーに分けるのは、一見簡単なことに思えるかもしれないが、実際のところ食品というのはもっとずっと複雑なものだ。

僕がリサーチした限り、すべての食品は最も有益なものと最も有害なものを両端とした列のどこかにあてはまる。ほかの食品より栄養がやや多いものもあれば、ほかより炎症をたくさん起こすものもある。

ここで出番となるのが完全無欠ダイエットのすべてのエリアを把握する地図「完全無欠ダイエット・ロードマップ」だ。あなた自身の、あなたの体の、あなただけの精神活動のためにもっと良い選択へと導いてくれる食品のシンプルな一覧である。

これが非常に多くの完全無欠ダイエット実践者に効果をもたらしているのは、選択する食品にもとづいて、あなたがロードマップのどこに位置しているのか、次にはどこへ向かうのかを教えてくれるからだ。

次の食事で堅実な方向へ進んでいくのか、それとも望ましくないエリアへと向かってしまうのか? ロードマップで次に目指すべきエリアはどこか、それは本当に訪れたい場所なのだろうか?

ロードマップの情報をいったん覚えれば、食事を一目見るだけでそれがどのエリアのものかわかるようになる。あなた個人にどういった食物が合うかを意識することによって、今後、どう進んでいくべきかが明らかになる。

まずい選択をすれば、このダイエットでの(ほかのどのダイエットでも)減量に失敗することもあるが、必ずロードマップ上のどこかの食品を摂っているとわかっていればリカバリーも容易にできる。

どこの食品を摂ると決めるかはあなた次第であり、最善の決定を下すために必要な情報はすべて、ここから数章で提供していく。

「すべての食べ物」を3つに分ける

ロードマップにおける食品はこれまでの章であらましを述べてきたとおり、「完全無欠」「やや注意」「ハイリスク」の3つのカテゴリーに分かれている。

「完全無欠」食品は最も炎症性が弱く、最も低毒素で、体と脳をスーパーチャージする最良の栄養素を与える、最善の選択肢だ。「やや注意」食品はプラスとマイナスの両面があり、一人ひとり与えられる影響が異なる。「ハイリスク」食品を摂ることは誰にとってもメリットよりもリスクがはるかに大きい。

ラブラドール脳を訓練し、ハイリスク食品を「えさじゃない」と認識させることはできるし、まさにそうすべきだ。**ハイリスク食品はほぼ確実に、あなたのパフォーマンスを損ない、体重を増やし、老化を早め、集中力を失わせる。**

これからの2週間で、あとで紹介する献立に従って完全無欠食品を摂取していけば、驚くべき結果をたたき出せるだろう。体に力をみなぎらせ、パフォーマンスを高め、体重を減らし、若々しさを保ち、健康全般を改善できる。その後は、あなたの食事にやや注意食品を（お望みならハイリスク食品も）組み込んでも（ほぼ）完全無欠でいられる方法を伝授したい。

この章で焦点を当てるのは、最も重要な食品であり、完全無欠ダイエットで最もたくさん食べるもの——野菜、脂肪と油、タンパク質である。これらはさしずめ、そこでなるべく長く過ごしたい、おしゃれな一等地だ。このあとの数章でロードマップは、そこまで多くは食べない食品と、満腹感をもたらし栄養のある完全無欠な食事を調理するための香辛料や甘味料の案内をつづけていく。

各節では食品は、最も完全無欠なものから完全にハイリスクなものへという順に登場する。だんだん栄養上の利益が減っていき、毒素と悪影響が増えていく順だ。

何をおいても「野菜」を食べる

完全無欠ダイエットでは、他のどの食品より野菜を多く食べる。ほとんどの野菜は天然ものは(缶詰や揚げたもの、その他の加工食品でなければ)ヘルシーだが、特有の健康上のメリットをもつ野菜もあるのに対し、有害な反栄養素や遺伝子組み換え作物など、ラブラドール脳を通じてあなたのパフォーマンスを抑制させるような特性をもつ野菜もある。以下は、栄養素が最も多く、反栄養素が最も少ない野菜から、栄養素が最も少なくリスクが最も大きい野菜へという順に並べてある。

完全無欠な野菜

最も有益な食べ物の一つ、アボカド

食べておいしい一価不飽和脂肪酸の植物性供給源であるアボカドは厳密には果物だが、含有する栄養素ははるかに野菜に近い。あなたが食べることができる最も完全無欠な食品の一つだ。アボカドの唯一のマイナス面は、炎症を伴うオメガ6脂肪酸が多いことなので、たくさん食べるならオメガ3の摂取量を引き上げるべきである。

野菜

▲完全無欠

アスパラガス、アボカド、チンゲン菜＊、ブロッコリ＊、芽キャベツ＊、カリフラワー＊、セロリ、キュウリ、オリーブ
キャベツ＊、ケール＊、レタス、ラディッシュ、ホウレン草＊、ズッキーニ
ニンジン、サヤインゲン、ネギ、パセリ
ナス、タマネギ、豆類、ピーマン／パプリカ／トウガラシ、エシャロット、トマト
ビート、キノコ類、カボチャ、スイスチャード（生食）、ケール（生食）、ホウレン草（生食）
トウモロコシ（軸付き、生食）
ほかの形状の生トウモロコシ、缶詰野菜、大豆

ハイリスク▼

＊＝調理して摂取すべき品目。
後章の調理法を参照のこと。

幸い、アボカドに含まれるオメガ6は酸化しておらず、溶剤を含有しておらず、損なわれていないから、体内で使用できる。摂取する脂肪の少なくとも半分を飽和脂肪酸から摂っていれば、1日にアボカドを2個食べても大丈夫。ただし、加熱調理はしないこと！

オリーブは「完全食」

オリーブは厳密には果実だが、野菜のように機能するので野菜のように食べるべきだ。何世紀も前から「パーフェクトフード」と考えられてきたのには、もっともな理由がある。オリーブに毒素はごくわずかしかなく、きわめて安全な植物性脂肪の供給源だ。ただ、悪いオイルに漬けられるか、ひそかに化学調味料で風味づけされたものもあるのでご用心を。

チンゲン菜は必ず熱する

チンゲン菜は、カロリーも炭水化物もほぼゼロだし、味もほとんどない。おいしいバターを絡めるには最高の野菜だろう。必ず加熱調理すること。

芽キャベツには抗がん作用がある

芽キャベツはＤＮＡ修復を助ける強力な抗がん化合物を含んでいる。カリウム、葉酸《ようさん》、

COLUMN

アブラナ科は加熱すると最強になる

ブロッコリ、カリフラワー、キャベツ、芽キャベツ、チンゲン菜などのアブラナ科の野菜は、きわめて完全無欠な食品だが、既述のとおり栄養素の吸収を妨げる反栄養素、シュウ酸を多く含んでいる。シュウ酸は体内に入ると、血中のカルシウムイオンと結びついて小さな結晶を形成し、筋力低下、筋肉痛、あるいは脳障害の原因にもなりうる。腎結石の80％は、シュウ酸から形成されるものだ。

これらの野菜は加熱調理することでかなりの量のシュウ酸を減らせるから、生食はしないに越したことはない。

ビタミンC、カルシウム、食物繊維、鉄分も豊富。低カロリーで低炭水化物。毒素の含有量も小さい。調理しやすい。ほかのアブラナ科の野菜と同様に、生食には適さない。

ポパイがホウレン草を食べるのは正しい

ポパイは栄養については多少の知識があったと見える。そして筋肉隆々だった！　ホウレン草は低炭水化物かつ低カロリーであり、カロチノイド、葉酸、ビタミンC、カルシウム、鉄、ビタミンKの含有量がきわめて高い。加熱調理することだけお忘れなく。

ケールも強力な抗がん物質をもっている

ケールに非常に豊富なのは、ベータカロテン、ビタミンK_1、ビタミンC、ルテイン、ゼアキサンチン。カルシウムは中程度の量を含んでいる。ケールはまた、スルフォラファンという強力な抗発がん物質を含んでおり、グルタチオンと協働し人体の細胞から毒素を排除する。*[1] ほかのシュウ酸を多く含む野菜と同じく、生のケールを使ったサラダはやめておこう。加熱調理するのが最善の摂取法だ。

アスパラは腸内細菌のえさになる

アスパラガスは炭水化物とカロリーはかなり低いが、栄養素はたっぷり含有している。豊富なのは、ビタミンK_1、鉄、チアミン（ビタミンB_1）、リボフラビン。腸内細菌のえさになる水溶性繊維もそこそこの量を含んでいる。

ブロッコリでウイルスに勝てる

ブロッコリはビタミンC、食物繊維、リン、カルシウム、葉酸、ビタミンK_1、カロチノイドが豊富で、抗ウイルス性、抗がん性、抗菌性のあるジインドリルメタンのような珍しい健康増進化合物もいくらか含んでいる。*[2] ブロッコリをよく食べる男性は前立腺がんのリスクが低減する。*[3]

キャベツは千切りよりゆでキャベツがいい

キャベツは炭水化物と反栄養素は少なく、カリウム、カルシウム、ビタミンK_1が多い。アブラナ科の野菜なので、生で食べる量は制限するか、発酵食品が自分の体質に合うか試すことだ。ザワークラウトは、人気の発酵キャベツ食品である。

カリフラワーがDNAを修復する

カリフラワーは低炭水化物で低カロリーだが、ビタミンC、カリウム、カルシウム、食物繊維が豊富で、ビタミンK_1を中程度含有している。さらに、スルフォラファン、グルコシノレート、カロチノイド、そしてDNAの修復に役立ち、抗がん効果のある化合物、インドール3カルビノールを含んでいる。

セロリはオーガニックを

セロリは少量のカルシウム、カリウム、葉酸、ベータカロテン、ナトリウムを、そしてそこそこの量の食物繊維も含むが、カロリーはほとんどない。風味もごくやわらかだから何にでも使える。アメリカでは環境団体のEWGが検査で13種類もの農薬を検出したから[*4]、オーガニック産品を使うほうがよさそうだ。

キュウリで食物繊維を補充する

キュウリはカリウム、リン、食物繊維が豊富だが、ほかにたいしたものはない。風味と栄養を高めるには、ワカモーレ（アボカドのディップ）につけるか、ドレッシングをかけるとよい。いくらでも好きなだけ食べて心配ない！

ルッコラはカビやすい

ルッコラやエンダイブなどの濃緑色のサラダ菜は、カリウム、カロチノイド、ビタミンK[1]、鉄、食物繊維をたっぷり含むが、とても腐りやすくカビやすい。可能ならつねにオーガニック産品を買い、新鮮なうちに食べること。

ラディッシュは毒が少ない

ラディッシュはビタミンC、葉酸、食物繊維、カルシウムの含有率が高い。地下で育つため、たいていの野菜より低毒素で、農薬の影響が少ない。

ズッキーニは生でもゆがいてもOK

ズッキーニは生食でも加熱調理しても、おいしい。高カリウム・高リン・高食物繊維で、低炭水化物。残念ながら、アメリカでは遺伝子組み換え作物が出まわっているので要注意だ。

やや注意の野菜

生のサヤインゲンは消化器に負担がかかる

サヤインゲンはカルシウム、鉄、カリウム、食物繊維、カロチノイドが豊富な食品。反栄養素はかなり少なく、たいてい非遺伝子組み換え作物だが、レクチンを含有するせいで消化不良を起こす人もいるため、やや注意の食品である。生食は消化器に負担をかける。

ナスはアレルギーさえなければ楽しめる

ナスは低毒素で、高カリウム・高リン・高食物繊維だが、ナス科植物のアレルギーが心配だ。それがなければ、他のどんな食品よりバターをよく吸収して、おいしく食べられる。

ピーマンはオレンジよりビタミンCが多い

ペッパー（ピーマン、パプリカ、トウガラシ）はオレンジよりビタミンCが豊富で、カリウム、リン、葉酸、リコピン、カロテンを多く含んでいる。干しトウガラシやあまり新鮮でないピーマンは特にカビ毒に汚染されている危険性が高い。これらはナス科の植物でもある。

トマトを食べたら疲れないか

トマトはベータカロテン、リコピン、葉酸が多い。リン、カリウムも豊富だが、果糖も若干含むうえにナス科植物のアレルギーもある。またヒスタミンの含有量がかなり多いので、食べたあとで空腹を感じたり疲れたり、虫の居所が悪くならないか注意しよう。

ニンニクを食べると集中できなくなる

ニンニクは腸内善玉菌のえさになり、抗真菌効果もあると報告されている。だが僕はこの風味の良い奇跡のハーブを、たいていは避けるよう忠告している。これは僕からの忠告ではことさら物議をかもし不評なのだが、それはニンニクには精神活性作用があるからだ。

僕が初めてこれに気づいたのは、上級レベルの瞑想状態を学んだ「40年間の禅」の脳トレーニング中だった。脳トレがうまくいかなくなるからニンニクを食べないようにとトレーナーから注意されたのだ。僕はそれに疑いの目を向けていて、第1週の終わりに脳の働きを学んだあとで、ニンニクを食べてしばらくしてから瞑想しようとした。すると脳がいつもどおり働かなかった。**とても集中しにくくなってしまい、瞑想状態に戻るのに4日もかかってしまった。**

ちょっと調べてみたら、歴史上の宗教指導者がニンニクのマイナス面を知っていたことがわかった。イスラム教には、悪魔がエデンの園を立ち去ったその最初のひづめの跡から

COLUMN

丸一日、ナス科をたっぷり食べてみる

ナス科とは、食用作物、ハーブ、低木、高木を含む植物の一種である。タバコも、有毒の実をつける植物ベラドンナもともにナス科であり、ナス、ジャガイモ、トマト、ピーマン、トウガラシといった広く食べられている野菜もそう。

これらの食物はすべて、人によってハイリスク食品になる物質を含有している。

1つ目は、アルカロイドと呼ばれる一群の物質で、人によっては神経、筋肉、関節、消化機能に影響を及ぼす[*5]。ナス科アルカロイドが骨のカルシウムを損失させ、それを軟組織に貯蔵する原因になりうるという不安には根拠がある。ナス科植物はビタミンDの1000倍強力なホルモン、カルシトリオールを含んでいるのだ[*6]。

問題の2つ目は、前述のとおり、反栄養素のレクチンの存在である。これはアルカロイドによる悪影響とあいまって、自己免疫反応を起こす。

ナス科野菜を食べても明らかな問題がさほど起きない人もいれば、もっと敏感な人や自己免疫反応を起こす人もいる。このため、ナス科はすべて、やや注意の食品といえる。一つ覚えておきたいのは、加熱調理すればナス科のアルカロイド濃度はほぼ半分に減らせること。つまり、これらに特に敏感でなくても、つねに加熱調理するのが最も安全ということだ。もしアレルギーがあるなら、いっさい食べないようにしたい。

アレルギーかどうかよくわからなければ、ある1日にたっぷりのナス科の食べ物――サルサ（チリソース）、トウガラシやピーマン、ナス、ジャガイモなど――を食べてみて、次の3日間の体調を見てみることだ。あなたは驚くかもしれない。

ニンニクが、次のひづめの跡からタマネギが生えたという言い伝えがある。ジャイナ教では、ニンニクとタマネギは精神を乱す効果のせいで厳禁されている。ネパールとチベットのヒンズー教と仏教の教えによれば、ニンニクは動揺と攻撃性を生み出し、集中力を妨げ、精神的に高次の状態に達しにくくするという。これらは明白に科学的というわけじゃないが、僕の観察を裏づけている。

ニンニクに関するとても興味深い情報の一部の供給源として、脳電図（EEG）によるニューロフィードバックの開発者ロバート・C・ベックがいる。ベックはいかにも毀誉褒《きよほう》貶《へん》ある人物で、その発明のすべてが使えたわけじゃないが、時代の先端を行っていたことは確かだ。軍用機のパイロットだった1950年代に、ニンニクが反応時間を遅らせると教わったベックは、その脳機能への影響を調査研究した。1970年代には、EEG測定器メーカーを経営し、**ニンニクを食べたあとは脳の活動がはるかに低下し、脳波が乱れる**ことを発見した。[*7]

さまざまな研究から、ニンニクの大量・長期摂取は、肝臓へのストレスや炎症など、いくつもの健康上の問題を起こすことが明らかになっている。[*8]

僕にとって最も有力なその証拠は、ニンニクが瞑想を乱すこと、瞑想前に食べると集中しにくくなることだ。誤解しないでほしい。ニンニクは場合によっては医学的にきわめて有益だ。しかし、脳をしっかりコントロールしたい人がいつも摂るべき食品ではない。体調が悪くて元気になりたいときや、集中力がさほど必要でないときに限って食べるべし。

タマネギは夕食に限定する

タマネギはニンニクと同じネギ属で同様の化学的性質をもっている。もしも脳トレーニングか深い瞑想をしているなら、タマネギはいっさい食べないほうがいいが、ニンニクほどに影響は大きくないようだ。あなた自身にどう影響するか試そう。

僕はときどき香味食材としてタマネギを使うが、毎日食べることはすすめない。糖度もかなり高いので夕食に限定しよう。エシャロットはさほど作用が強くないから、僕はこちらを使うようにしている。

豆類も夕食に限ったほうがいい

サヤインゲンと同様に、さまざまな豆類はたいがい、消化障害を起こす反栄養素レクチンを含んでいるが、多くの人がこの件ではサヤインゲンより他の豆類のほうが悪影響が大きいと報告している。豆類はでんぷん質をとても多く含むので、たとえ体質に合っていても、摂るのは夕食のみにしたほうがよい。

ハイリスクな野菜

キノコは「必要のない薬」

これまた自分で書いていて気に入らないのだが、事実だからしょうがない。キノコは素晴らしい薬効のある菌類だが、一般に食されているものに含有される何千という化学物質は解明されていない。

キノコは免疫系を高めると信じられていて、薬効もあるから健康に良いという主張は根強い。だが同時に、キノコは体内の酵母の成長を促しもする。マッシュルームに含有されるpヒドラジノ安息香酸《あんそくこうさん》は、血管細胞のスムーズな増殖に関与する因子だ。この増殖はケガのあとの血管再形成の一端を担っている。ただし、そこから筋肉が損傷しうるから、血管の健康に好ましくはない。

キノコ類はおいしい栄養源として昔から用いられてきたが、**隠されたマイナス面もあり、本当は必要のない薬を飲むようなものだ**。キノコもピンからキリまであるから、2週間のプログラム中は摂取を制限するようにしたい。その後、もし霊芝《れいし》など薬効のあるキノコ類を使いたければ、漢方医に相談すること。

缶詰野菜より冷凍野菜を選ぶ

缶詰野菜はたいてい缶詰にされる工程でビスフェノールAに汚染され、高ヒスタミンでもある。[*9] ビスフェノールAとはプラスチック合成に使われる物質で、体内ではホルモンと似た特性を示す。おまけに、缶詰はおおむね保存料などの添加物が賞味期限を延ばすために加えられ、中身の高温加熱された野菜は栄養レベルが低下している。

もし生鮮野菜が手に入らないなら、冷凍野菜を解凍して代用していけない理由はない。冷凍野菜は通常、収穫直後に冷凍され、缶詰ほど余計な加工はされないので、缶詰野菜よりはるかに優れている。

「脂肪と油」が人のエネルギーを左右する

脂肪を完全無欠ダイエットの中心に据えるのは、初めは直感に反するかもしれないが、これが体にどれほど必要かを考えれば納得がいく。実際、ヘルシーな脂肪をたくさん食べることは、ほかのどんな種類の食品を大量に摂るよりずっと望ましい。

過剰な糖とタンパク質は、とりわけ有害だ。過去の数十年間に、脂肪を糖で置き換える風潮があったが、健康にひどく悪いことが判明した。そして前述のように、炭水化物を過剰なタンパク質で置き換えると、タンパク質中のアミノ酸すべてを分解するのに苦労し、肝臓に負担がかかる。最もクリーンに燃焼され、最大のエネルギーを包含する主要栄養素は脂肪である。ここに、最も栄養価が高いものから栄養がなくハイリスクなものまで順にリストアップしたが、ヘルシーで完全無欠な脂肪こそ最も摂るべきものだ。

完全無欠な脂肪と油

動物性脂肪が脳を育てる

骨髄、牛脂や羊脂、ラードなどグラスフェッドの動物性脂肪は栄養価が高く、必須脂肪酸、タンパク質、ミネラル、抗酸化物質、ほかでは得がたい脂溶性の栄養素を含んでいる。骨髄は特にオメガ3脂肪が豊富で、バラした骨を割って髄液を直接摂取すれば、ヒトの脳を大きくできるという研究者もいる。

グラスフェッドの動物性脂肪こそ、まさに地上最大の完全無欠な脂肪源だ！　グラスフェッドであるかぎり、ウシも植物性食品なのだと心得よう。

良質のバターは栄養分の宝庫

グラスフェッド獣から作ったバターは、脂溶性《しようせい》ビタミン、抗酸化物質、ヘルシーな脂肪、ビタミンA、E、D、Kをたっぷり含有している。穀物飼育は、バターのすべての有益な化合物を甚《はなは》だしく低減させ、新しい毒素を取り込み、オメガ6濃度を高めてしまう。牧草飼料の割合が高い牛のバターを選ぶことが大切だ。

ギーはさらに栄養が濃い

ギーはバターのもつすべての微量栄養素と抗酸化物質を含有するが、もう一つの製造プロセスを経て、完全無欠度がさらに増している。ギーは、短時間の加熱で、水分と乳タンパク質の一つカゼインと乳糖を除去している。この最終生産物は、人によっては不快な症

脂肪・油

▲完全無欠	MCTオイル、高品質カカオバター、放し飼い鶏の卵黄＊、クリルオイル、グラスフェッドの赤身肉の脂と髄、アボカドオイル、ココナッツオイル
	魚油、良質のバターとギー
	パームオイル、パーム核オイル、放牧豚ベーコン脂、生マカダミアのナッツとオイル、エクストラバージン・オリーブオイル
	生アーモンド、ヘーゼルナッツ、クルミとその油
	カモ／ガチョウ脂、グレインフェッドバターとギー
	ブロイラー鶏脂、サフラワー油、ひまわり油、キャノーラ油、ピーナッツ油、大豆油、綿実油、コーン油、植物油、加熱したナッツとその油、亜麻仁油
ハイリスク▼	マーガリンをはじめとする人工トランス脂肪、遺伝子組み換え穀物油、市販のラード

＊＝卵アレルギーがないか確認すること。

状を起こすカゼインと乳糖がないうえ、バターよりも栄養が濃くなっている。特に、乳製品に敏感か消化器系に損傷がある人には、ギーは必需品だ。

バージンココナッツオイルで痩せて頭がよくなる

バージンココナッツオイルはほかのどの食品よりも多く飽和脂肪酸を含んでいて、とても安定しているので、加熱調理には良い選択だ。このオイルを充分に摂取できれば、含まれている少量の中鎖脂肪酸が脳機能を高め、ケトン体の生成を増やし、体脂肪を減らす働きをする。

ココナッツオイルのさらに上がMCTオイル

MCTオイルはほぼ純粋な中鎖・短鎖脂肪酸から成る、ココナッツ抽出液だ。ココナッツオイルの最も生物活性化した形態で、ココナッツオイルの6倍以上のMCT（中鎖脂肪酸）を摂取できる。MCTオイルはココナッツオイル以上に、ケトン体を生成し脳機能を増進させもする。

クリルオイルでがんのリスクを下げる

一般にサプリとして流通している魚油やクリルオイルなどの有益なオメガ3脂肪酸は、

心臓血管の健康を改善し、炎症に対抗し、がんのリスクを低減する。安物は加工中に酸化しているおそれがあるから、高品質ブランドを選ぶことが大切だ。クリルオイルは、加工中の酸化を抑えてくれそうな強力な抗酸化物質、アスタキサンチンをたっぷり含んでいる。前に説明したとおり、このオイルは睡眠の質の改善にも役立てられる。だから僕は魚油よりクリルオイルを好む。

カカオバターは心臓にいい

ココアバターとカカオバターは同じだが、メーカーの大多数はスキンケア用品にココアバターという名称を使っている。必ず食用を買うこと。カカオバターは飽和脂肪酸と一価不飽和脂肪酸が豊富な植物性脂肪で、含有成分のポリフェノールと抗酸化物質が心臓血管の状態を改善し、健康な血圧へ導いてくれる。また食品に、とても豊かなチョコレートの後味を添えもする。完全無欠コーヒーに加える人もいるし、どんな種類のデザートのレシピにも溶かしカカオバターを使える。実物を使わずチョコレートの風味を添える、驚きの方法だ。

僕は魚料理にさえ、おいしく豊かなモレ（メキシコ料理のチョコレートソース）風味を添えるために加えたりする。カカオバターは可食脂肪ではカビが生じやすい種類だから、品質が重要だ。良質なものを選ぼう。

アボカドを直接食べてオイルを摂る

アボカドオイルは少量で有効だが、これを得るには実を食べるのが最善の方法だ。抽出油をたくさん食べると、一価不飽和脂肪酸を摂りすぎかねない。また、このオイルは引火点が高いが酸化しやすく、加熱調理油としての使用は好ましくない。製造工程で溶剤が使用されているリスクもある。評判の良いブランドにこだわるべし！

やや注意の脂肪と油

エクストラバージン・オリーブオイルは生で使う

オリーブオイルを万能薬と考える人もいるが、オメガ6の含有度が高く、最近の調査でアメリカの輸入オリーブオイルの69％が無表示の他のオイルを含んでいるとわかったので[*10]、〝やや注意〟とした。とても酸化しやすく、加熱調理には使用厳禁だ。酸化防止用の暗色ガラス瓶に詰められた、高品質ブランドを選ぶこと。

体質に合うなら、サラダに適量使おう。僕はMCTオイルを3分の2、オリーブオイルを3分の1ずつ混ぜて、多価不飽和油脂を少なくしながら同じ風味を出している。

パームオイルは摂りすぎに注意

低温処理のパームオイルは良質な脂肪源だが、大量に摂取すべきじゃない。多価不飽和脂肪酸が多いのに加え、含有物質のパルミチン酸がリポ多糖（ＬＰＳ）という細菌性内毒《ないどく》素《そ》を肝臓に送ることが証明されている。じつはＭＣＴオイルは、この同じ毒素から肝臓を守っており、それが完全無欠な脂肪とされる理由だ。同じ木の堅果《けんか》から採るパーム核オイルは多価不飽和脂肪酸が少なく、耐熱性が高い。また中鎖脂肪酸も他のパーム油より多く、全般として良い選択だ。

ナッツオイルは「非加熱」を選べばＯＫ

ナッツオイル（マカダミア、アーモンド、クルミなど）はほぼ一価不飽和脂肪酸と多価不飽和脂肪酸のみでできており、空気、光、熱にさらされると酸化しやすい。実の中にあれば比較的安定しているが、抽出されたオイルは無防備になる。

冷蔵庫で保存し、加熱は絶対しないこと。だが抽出過程で加熱処理されていることが多く、低温搾りのものはなかなか見つからない。もちろん、そのなかでも一価不飽和脂肪酸と飽和脂肪酸が最も多いマカダミアとアーモンドのオイルが、最良の選択となる。

放牧豚でベーコンをつくる

放牧豚ベーコンは栄養価が高く、ヘルシーな脂肪と抗酸化物質をたっぷり含むが、オメガ6脂肪酸の濃度がやや高く、毒素と病原菌がついている危険もある。僕はベーコンが大好物なので、秋に放し飼いの在来種ブタのわき腹肉を買いだめし燻製《くんせい》して、自家製ベーコンをつくっている——とてもおいしい問題解決法だ！

バターになると毒が減る

穀物飼育《グレインフェッド》の乳牛は、病気や栄養不良で体が弱くなる。ミルクの生産増のためにホルモン剤や抗生物質を注射されることもあるが、そのミルクには栄養が少なく、ホルモン剤や抗生物質が残留する。

穀物飼育バターやギーがカビ毒その他に汚染される可能性が高いのは、飼料の主要な問題がそれであり、ミルクに生体蓄積されるからだ。カビ毒の60％はカゼインに蓄積されるので、ミルクを飲むよりバターだけ食べるほうが安全だ〔バターはカゼインがほぼ除去されている〕。

カモとガチョウの脂を見つけたら買いだめせよ

放し飼いカモとガチョウの脂肪は、栄養素と、脳の働きを高めるコレステロールを多く含んでいる。この脂肪はニワトリのより酸化耐性が高いが、牛肉やラム肉ほどではない。とはいえ、グルメ店か狩猟小屋でなければ、そんな脂肪はまず見つからない——もし見つけたら、買いだめしておこう！

鶏手羽揚げというハイリスクな組み合わせ

鶏皮はコラーゲンの良い供給源だが、最も大量に脂肪を蓄えてもいて、多くは炎症性のオメガ6リノール酸だ。ニワトリの脂肪をたまに摂取するのは問題ないが、その際は放し飼い鶏の皮を、焼いたりあぶったり以外の調理法で食べよう。酸化したオメガ6脂肪酸と変性タンパク質の組み合わせ（鶏手羽揚げをイメージ）は完全無欠じゃない。

ハイリスクな脂肪と油

サフラワー油とひまわり油は避ける

サフラワー（ベニバナ）の種子はオイル抽出で高温まで加熱されるせいで、損傷しやすいオイルが酸化してしまう。ひまわり油も同じだが、サフラワー油より酸化しやすく、煙を出す温度が低い。だから、あなたが食べているひまわり油は酸化していると言ってほぼ間違いない。この食品に耐性があるなら、たまにひまわりの種をひとつかみ食べるほうがはるかに自然で良い。

健康を害する植物油は？

キャノーラ油、コーン油、綿実油《めんじつゆ》、亜麻仁油《あまにゆ》、ピーナッツ油、大豆油などの植物油については第3章で述べたとおり、摂っても得るものはなく、少量でも短期的・長期的に健康を損なうかもしれない。なるべく食べないように。

マーガリンは脳をダメにして寿命を縮める

もしパフォーマンスを台なしにし、脳機能を低下させ、健康を損ない、寿命を縮める脂肪を一つ選ぶなら、マーガリンなどが含有している人工トランス脂肪酸だ。ＨＤＬ（善玉）コレステロールを減らし、心臓病リスクを高め、中性脂肪（トリグリセリド）値を上昇させ、動脈と心臓にダメージを負わせる。

これらは脳内に炎症を起こすので、特に脳機能に悪い。人工トランス脂肪酸は、がん、認知症、アルツハイマー病、肝損傷、不妊症、うつ病と関係があることがわかっている。さらには、たいがい遺伝子組み換えの穀物、豆、種油から作られているから、健康リスクが増大する。多くの国がトランス脂肪酸に断固たる措置をとりだしたが、それでもまだ大量に生産されている。

「タンパク質」で筋肉をつける

タンパク質は筋肉の材料になる、きわめて重要なものだ。しかし、タンパク質はなるべく多く摂れといいたいわけじゃない。見つかる限り最も良質なタンパク質を適量摂取すべきだ。第3章で見たように、原則は、体重1キロあたり1日に0・72〜1・65グラムを摂ること。中程度のタンパク食を実行していけば、老化防止の最大の効果も得られる。

完全無欠ダイエットに従えば筋肉をつけ体脂肪を減らせるので、タンパク質の増量でボディビルダーになることもできる。筋肉はタンパク質がつくるから、ボディビルダーは本書の原則以上に必要とするが、その分の代謝を行なう。だが以下の一般的な指針は、あくまで健康な人生を送り、そのあいだ元気でいたいと望むあなたのためのものだ。

完全無欠なタンパク質

グラスフェッドの牛肉とラム肉が最良のタンパク源

グラスフェッドの牛・ラム肉は、完全無欠ダイエットにおける2つの最良のタンパク源だが、グラスフェッド牛はしばしば、食肉解体処理前の30日間、動物性脂肪を増やすために穀物飼料を与えられる。これでは健康へのメリットがなくなるから、グラスフェッドでなおかつグラスフィニッシュド〔最後まで牧草飼育〕な肉にこだわりたい。

放し飼いのニワトリの卵がパフォーマンスを上げる

卵アレルギーがあるのに自覚していない人が増えている。2週間プログラムの期間中は、卵の摂取はアレルギーなしと確信している場合に限ること。

カリウムと一部のアミノ酸は例外だが、卵の栄養のほとんどが集まっている卵黄は、微量栄養素がとても豊富だ。反対に、卵白のオムレツは完全無欠じゃない！　バターと同様、抗生物質や遺伝子組み換えトウモロコシや大豆がえさの家畜由来の卵黄は、栄養の利点をあらかた失ってしまう。

放し飼い鶏の卵黄は、ビタミンAと抗酸化物質で濃い山吹色なのに対し、グレインフェッド卵はグレインフェッドバターに似て白っぽく、水っぽい。「マザーアースニューズ」誌が14の農場の放し飼い卵を栄養検査し、工場畜産卵と比較したら、放し飼い卵は7倍のベータカロテン、3倍のビタミンE、約1・7倍のビタミンA、2倍のオメガ3脂肪を含んでいた。[*11]

これは重大だ――ハイパフォーマンスと見栄えの良さを望むなら、見つかるかぎり最も栄養素密度が高い食品を摂るのはあなたのつとめだからだ。さて、どちらの卵を選ぶ？

ホエイは「コンセントレート」が完全無欠

良質なホエイ（乳清）は、抗酸化物質グルタチオンの生成に重要なアミノ酸を含有し、グルタチオン濃度を高めるように肝臓内で働く。一般にボディビルダーや高齢者の筋肉増に使われる。ホエイプロテインの唯一の問題は、炎症性を高めかねない処理がされていることだ。摂取は最大でも1日大さじ2杯にとどめたい。ただし運動量の多い人の場合は、1日大さじ4杯まで飲む価値がある。

タンパク質

▲完全無欠

- グラスフェッドの牛／ラム肉、放し飼い鶏卵＊1、ホエイプロテインコンセントレート
- カタクチイワシ（アンチョビ）、ムシガレイ、イワシ、ベニザケ、ヒラメ、マスなど低水銀の天然魚
- 放牧豚肉、良質なホエイプロテインアイソレート＊2、放し飼いカモ／ガチョウ肉
- 工場畜産卵＊3、放し飼い鶏／七面鳥肉
- 工場畜産肉
- 高水銀／養殖のシーフード
- チーズその他の低温殺菌／加熱処理乳製品（バターは除く）

ハイリスク▼

＊1、＊3＝卵アレルギーがないか確認すること。
＊2＝ホエイプロテインは低温処理・直交流精密ろ過のものを選ぶこと。乳製品に敏感な人は、コンセントレートよりアイソレートを使うように。

毎日のタンパク質の必要量以上をホエイプロテインに依存していたら、過剰摂取すると炎症を起こすアミノ酸、システインとメチオニンを摂りすぎるかもしれない。

水銀の少ない魚を食べる

天然もののシーフードはヘルシーな脂肪や主要・微量栄養素、抗酸化物質を豊富に含んでいる。魚は多少は水銀を含有しているから、それを阻害するセレンと同時摂取した場合に危険度がどれくらい減るかは、議論がかなりある。[*12] 決定的証拠はまだないが、僕の経験では、魚の水銀にはたしかに悪影響があるようだ。

僕は50キロの減量後、肥満じゃなくなった体の使い方を覚えようと、ヨガの練習に励んだ。その過程を追跡する方法に、クラスで目を閉じて片脚立ちをすること（木のポーズ）があった。意外に難しいのだが、やっと感じられるほどの姿勢の変化をつかんで、20〜30秒間立っていられるようになった。ところが、どんなに頑張っても、ほんの2〜3秒で倒れてしまうこともあった。どこがどう違うのかと6カ月も頭を絞った結果、ヨガクラスの前夜に寿司を食べたらバランスが崩れることを発見した。

いまにして思えば、驚くようなことじゃない。食物と環境に由来する神経毒は、知らぬ間に影響することがわかっている。また水銀は、耳の神経を害する聴器官毒性の原因と認められている。ある日本の研究では、有機水銀に被曝後の14人の被験者が平衡《へいこう》感覚系に障害を生じたという。[*13] また体内に水銀が多い人が、腸内のカンジダなどの酵母に伴う問題に、より敏感になることも知られている。[*14]

僕はヨガでバランスに苦労していたとき尿の水銀濃度を調べたら、やはり体内蓄積量が高いことを示す数値が出た。

水銀含有量が最も低く最も安全な魚は、「カタクチイワシ（アンチョビ）」「ムシガレイ」「イワシ」「ベニザケ」「ヒラメ」「天然のマス」などだ。

やや注意のタンパク質

鶏肉は牛肉、ラム肉に劣る

豚肉、カモ肉、ガチョウ肉、鶏肉、七面鳥肉を週に数回食べても原則として問題ないが、魚やグラスフェッドの反芻《はんすう》動物の肉だけの場合と比べて得られる利益は少なくなる。鳥の肉の問題点は、脂のオメガ6脂肪酸の比率が高いことだ。加えて、あなたが買える鶏肉の大多数は（オーガニックでさえも）トウモロコシと大豆で育ったものだ。つまり、これらのニワトリの脂肪は質がより悪くなる。

なかなか良質の鶏肉は見つかるものじゃない。もし地元農家でオーガニックの放し飼い鶏が見つかれば、正しい方向への大きな一歩になるが、それでも鶏脂はオメガ6含有量が高いせいで、グラスフェッド牛やラムの脂と比べて質が落ちる。

ブタは放牧豚肉を選ぶ

ブタはおよそ何でも食べる家畜だから、カビ毒に汚染された穀物がしばしば与えられる。だがブタはカビ毒にしごく敏感で、もっと敏感なのが人間だ。

また、ブタにはヒスタミンが多く含まれやすい。豚肉を食べたあと疲れたり、めまいがしたり、アレルギーに襲われたら、調理前に長く貯蔵しすぎて、タンパク質が分解された豚肉だったのかもしれない。

放し飼いのカモ、ガチョウ、ニワトリ、七面鳥は?

鳥類は自然に穀物を食べる数少ない動物だ。このため、またトウモロコシと大豆をよく補足して与えられるので、カモ肉とガチョウ肉はたとえ放し飼いされていても、他の多くの種類の肉よりオメガ6脂肪酸の比率が高くなる。ニワトリと七面鳥はカモやガチョウよりさらに多く穀物を食べるから、もっとカビ毒にさらされていそうだ。

卵に毒は残らない

工場畜産のニワトリは質の悪い穀物を一生食べさせられ、抗生物質を与えられる。幸い進化の大いなる働きにより、母鶏の食事で子供（卵）が損なわれることは防げている。母鶏は卵にも現れるはずの毒素の多くを除去し集めるのだ。つまり、工場畜産のニワトリでも卵はだいぶ低毒素なのだが、やはり放し飼い鶏卵と比べると栄養価はずっと低い。

良質のホエイの「アイソレート」のデメリット

ホエイプロテインアイソレートは、乳清プロテインを高度に加工し精製したものだ。タンパク質は高温に熱されると構造が変質し、ホエイプロテインのグルタチオン濃度を上昇させる特性が破壊されてしまう。ホエイにまだ少量残っている脂肪が酸化しもする。またアイソレートはコンセントレートと比べ、栄養価と成長因子が少ない。

だが、コンセントレートに含まれる乳糖と少量のカゼインの両方または一方に敏感な人には、アイソレートは良い選択だ。

豆は発芽させて食べる

豆類を食べられるかは、おおむね調理法と遺伝、アレルギー、腸内フローラで決まる。豆類は水に浸けて発芽させると、栄養素はそのままに処理工程で反栄養素の影響を弱めるから、非常にヘルシーだ。でも豆類はアレルゲンと消化阻害物質を含有し、カビ毒の汚染も珍しくないから[*15]、高品質のものを探すこと。

ヒヨコ豆は広く食べられている豆類だが、問題はピーナッツに匹敵する高さのアレルギー性があることだ。[*16] ごく栄養価の低い炭水化物と低質のタンパク質を含むが、炎症とアレルギー反応を起こす危険性が高い。くたばれ、ホムス！（中東料理の裏ごししたヒヨコ豆のペースト）。代わりにワカモーレを食べよう。

ハイリスクなタンパク質

養殖シーフードでパフォーマンスは上がらない

養殖シーフードは、天然ものと比べて栄養素とヘルシーな脂肪がひどく乏しい。ノルウェーのサーモン養殖業者は世界の健康な天然魚の個体数に影響を及ぼしつつある。開かれた海での養殖は持続可能ではなく、天然魚を殺し、汚染を起こし、作られる食品はあなたをハイパフォーマンス状態へ導かない。自分のみならず地球全体に有害な食品に、手を出さないように！

肉はできるだけ「赤身」を食べる

アメリカで工場畜産される家畜は、とにかく安く太らせる飼料として汚染穀物、生ゴミ、干からびたジャンクフード、ニワトリのくちばしや羽など家畜の遺物を与えられる。

こうしてひどい状態で暮らす家畜は、食肉解体まで抗生物質をめいっぱい投与されて生き延びる。ウシの場合は抗生物質、ホルモン、合成エストロゲン化合物を与えられて太らされる。

加えて、肥育場で育つ家畜は、グラスフェッドの家畜と比べてはるかに栄養が少ない。こうした肉を食べるときは、脂肪中の毒素を避けるよう、なるべく赤身の肉を選んで、必要な脂肪は魚油やクリルオイルで補おう。

大豆はホルモンを狂わせる

豆乳や大豆プロテインは健康食品として人気だが、じつはそうじゃない。いくつかの理由で、むしろハイリスクな食品だ。収穫された大豆はトウモロコシや穀物よりカビ毒の汚染は少ないが、まだ重大な問題がある。大豆の脂肪分はほぼすべて多価不飽和オメガ6で、高温処理されるから、大豆を食べるのは酸化した脂肪を摂取するに等しい。

大豆にはすでに論じた反栄養素が多く含まれ、大豆タンパクは（とりわけ遺伝子組み換えの場合）アレルギー性がきわめて高い。これが特に問題なのは、アメリカで「オーガニック」の表示がない大豆はほぼすべて遺伝子組み換えだからだ。[*17]

大豆が甲状腺機能を阻害することはよく知られており、そのため代謝が悪くなり、年とともに鈍重になり太っていく。しかし大豆の最大の問題は、植物性エストロゲン成分だ。

人体内でエストロゲン様に作用する植物性イソフラボンである。これでホルモン障害が生じ、がんのリスクを高めかねない。

人はアジアの高大豆食をやたらに引き合いに出し、大豆は健康的だとほめちぎるが、アジア人の大豆摂取量はじつは多くの人が考えるよりはるかに少ない。アジア人は大豆を肉や乳製品の代替とはしないからだ。

アジア料理によくある味噌、納豆、醤油などの発酵大豆は、発酵過程で反栄養素が低減されるので、通常の大豆とはまったく違う。それでもまだ高濃度のヒスタミンなどの生体アミンや真菌代謝産物、グルタミン酸ナトリウム[*18]を含む場合がある。

豆類は加熱すると栄養を失う

健康食品として喧伝《けんでん》される豆類だが、じつは消化に悪く、胃酸の生成を損ない、成長を鈍らせ、腸に害になる食物繊維、レクチン、消化阻害因子を含んでいる。[*19]加熱調理で栄養素の多くが失われ（含まれているフィチン酸塩がミネラルの吸収を妨げ）、パスタ並みの高炭水化物食だ。

加熱調理だけでは、豆類による重度の消化不良（腸内ガスもよくたまる）はまず止められないが、きちんと水に浸し、洗い、発酵させて加熱調理すれば、レクチンの大部分は除去できる。

たしかに豆類は、腸内細菌の構成しだいでは健康にいいレジスタントスターチ〔難消化性でんぷん〕を含んでいるが、この物質にはもっとクリーンな供給源もある〔94～95ページ参照〕。まだ豆を避けることに納得がいかないなら、このことに思いをはせてほしい――かのピタゴラスも「豆を食べるな」と言っているのだ。

「乳製品」はあなたが思うほど良いものじゃない

タンパク質を含むすべての形態の乳製品は相当数の人に問題を生じさせ、たいていの一般メーカー品は万人にとって紛れもないハイリスク食品だ（バターとギーだけは例外）。そして朝、ミルクで糖質を摂ったら完全無欠断続的ファスティングをしていることにならない。あてにできるのはバターかギーだけだ！

完全無欠な乳製品

バターとギー以外では？

生乳〔搾ったまま何も加工されていない乳〕は、脂溶性ビタミン、ミネラル、抗酸化物質を多く含有していて、栄養的にも一般の牛乳より優れている。乳糖分解酵素のラクターゼも含んでいるから、一般的な牛乳より不耐症になることが少ない。生乳には消化および精神機能を改善する善玉菌がある。

前述のとおり、低温殺菌すると善玉菌が全滅すると同時に、乳タンパクが炎症性に変質してしまう。均質化《ホモジナイズ》という工程も乳脂肪を損ない、炎症に有効な酵素を除去してしまう。クリームが浮くほど濃厚なノンホモ（非均質化）牛乳が最善の選択だ。ウシが穀物でなく100％牧草で飼われていれば、ヘルシーな脂肪とより多くの栄養があり低毒素のミルクが搾られる。

完全無欠と見なされる乳製品は、以下の基準に沿ったものだ。

①グラスフェッドでグラスフィニッシュド（最後まで牧草飼育）——栄養成分を増やし、反栄養素を避ける。
②オーガニック（可能なら。最重要はグラスフェッドなこと）——ホルモン剤、抗生物質、農薬を避ける。
③生乳——栄養素、善玉菌、グルタチオン値を高めるタンパク質を保つ（ただし、生バターか発酵バターかはさほど重要じゃない）。
④脂肪分が高い——たくさんの栄養素が脂肪に含まれ、しかもそれが飽和脂肪酸だから。

これらの基準を満たす乳製品を探すのは非常に困難（で高価）で、いまなお乳タンパクの消化障害を抱える人が多いから、僕はたいていバターかギー以外の乳製品はいっさい食べないようにアドバイスしている。

生クリームに耐性があるならラッキーだ。加熱はだめなので、コーヒーには入れないで。代わりにホイップしてデザートに使おう。

乳製品

▲完全無欠

オーガニックでグラスフェッドのギー／バター

非オーガニックでグラスフェッドのギー／バター

グレインフェッドのギー

グレインフェッドのバター

スキムミルク、低脂肪ミルク、マーガリン、低温殺菌・非オーガニックのミルク／ヨーグルト

すべてのチーズ、粉ミルク、乳製品代用品、コンデンスミルク、エバミルク（無糖練乳）、一般的な市販のアイスクリーム

ハイリスク▼

乳タンパクはアレルギーと炎症の主要源だ。自分の反応を見ながら摂ろう。ギーはほぼ誰にでも安全で、バターも低タンパク質なので概して問題ない。

ハイリスクな乳製品

低温殺菌の乳製品はこんなにデメリットが多い

説明したように、低温殺菌と均質化で生乳の多くの栄養素が破壊され、脂肪が酸化してしまう。低温殺菌乳は、洋食でこれに匹敵するアレルギー物質といえばグルテンしかなく、自己免疫疾患、骨粗しょう症、関節炎、心臓病、がん、自閉症などさまざまな症状に関係している。カゼインは多くの人の体内でカゾモルフィンに分解され、脳内のアヘン剤受容体と結合して食物への渇望や行動の変化を起こす。

「チーズのカビは安心」ではない

チーズは、栄養源をめぐって争う細菌や真菌などの微生物がもたらす成果物だ。各微生物とも互いに相手にそれを食べられないよう、化学物質を利用する。この化学物質を僕らは抗生物質とかカビ毒と呼ぶ。また、これを「おいしい」と称するときもある。**肝臓がチーズの毒素の処理にかかると、ラブラドール脳はエネルギーを要求し、その結果、食物への渇望がわきあがりそうだ。**これこそチーズが広くこよなく愛される理由である。いったん食べると、もっと欲しくてたまらなくなるのだ。

チーズや乳製品のカビ毒の原因には2つある。その1は、乳牛のえさのカビ毒がミルクに伝わる間接的な汚染だ。

チーズの毒素源その2は、偶然でも意図的にでも、チーズにカビが加わるときの直接の汚染だ。チーズ内で安定し最もよく見られるカビ毒は、シトリニン、ペニトレムA、ロックフォルチンC、ステリグマトシスチン、アフラトキシンなど。パツリン、ペニシリン酸、PR毒素は、チーズから自然に除去される。ステリグマトシスチンは発がん性物質だ。[*20]

大げさに警告しようというんじゃない。重度のアレルギーでなければ、今日、チーズを食べて死ぬことはない。だが肌や関節や脳に炎症を起こし、太る原因になるかもしれない。それでも食べるか食べないかは、あなた次第だ。

コンデンスミルクは缶入りに注意

コンデンスミルクの製法は、高温で熱し水分をほぼ蒸発させた牛乳に、甘く濃厚にするため大量の糖を加えるというものだ。賞味期限を延ばし、おいしく見せるために、保存料や着色料などの化合物がしばしば添加される。容器の缶もビスフェノールAと臭素を生じる主要因になっている。ビスフェノールAにはエストロゲンの模倣作用があり、臭素は甲状腺のヨウ素吸収を阻害し甲状腺機能減退を起こす。[*21]

アイスクリームは添加物が多すぎる

残念ながら、市販のアイスクリームには高果糖コーンシロップや安定剤、着色料、香料、保存料など、あらゆる様態の非完全無欠な材料が加えられており、通常の工場製乳製品のすべてのリスクがある。たとえオーガニックでも、糖質と乳タンパク質の含有量が高い。だが心配はいらない。完全無欠クリーミーココナッツ〝いただき！〟アイスクリーム（付録17ページ）を作ればいい！

ここまで来れば、完全無欠ダイエット・ロードマップの旅でどこに時間の大半を費やすことになるかは明白なはず――野菜、脂肪と油、タンパク質だ。これらのカテゴリーに多くの時間を注げば、最大の利益が得られるだろう。けれども、炭水化物をまったく摂取しなかったら、望ましい体調にはならない。

次章では、最も有効なバランスがとれ、最も有益で完全無欠な炭水化物の供給源へとご案内しよう。

Chapter 9

完全無欠ダイエット・ロードマップ

少し気をつけたい「怪しげな地帯」編

この章で扱う食品――ナッツ類、でんぷん質、果物――は、完全無欠ダイエットでは中程度の量を食べるだけだが、それでも賢明な選択が重要になる。このエリアは飛び抜けて危険ではないが、怪しげだ。あまり足繁《あししげ》く訪れたくはないし、行くときは用心しなくてはならない。このロードマップを使って、食物への渇望やぼんやり頭や体重増を少量でも起こすのでなく、最高にパワフルですごい自分を感じさせてくれる、そんな食品を見つけよう。

ここで扱う食品はすべて、かなりの量の炭水化物といくらかの反栄養素を含むから、摂取のタイミングがものを言う。このカテゴリーの食品は減量中はなるべく控えたいが、現在の体重を維持したいなら、中程度の量を食べても問題ない。

　僕は減量中、このカテゴリーの食品をほとんど口にしなかったが、本書執筆中の現在は、週に数回、夜に完全無欠なでんぷんを限られた量と、たまに果物を1日丸一つ食べている。もし明日痩せたくなったら、これをただカットするだけでいい。

「ナッツ」はココナッツ以外は安心できない

　ココナッツを除いたすべてのナッツはカビ毒などの毒素のリスクが高く、酸化しやすく炎症性のオメガ6脂肪酸が高濃度なので、おおむね〝やや注意〟の食品だ。完全無欠ダイエット中に減量に苦労したり頭痛や関節痛に悩まされたら、食事からナッツを完全に排除してほしい。

　前に説明したとおり、ナッツには反栄養素のフィチン酸が多く含まれる。このフィチン酸を取り除くには、水に浸けるか発芽させるか、その両方が最も良い方法だ。たいていの人は（僕も含めて）そうする暇がないから、ナッツを食べるのは少量にすることだ。

　薄皮が（殻じゃなく）ついたままの丸ごとの実を買うのがおすすめだ。カビ毒を含む危険がずっと高い傷んだナッツは、スライスしたり刻んだりすりつぶして、ナッツバターや粉末ナッツに使われるからだ。

以下は、カビ毒がある可能性、不飽和脂肪酸の割合、反栄養素の有無、炭水化物の総量を基準とした、ナッツのランクづけである。

完全無欠なナッツ

ココナッツで「クリーンな脂肪」をとる

ココナッツは植物性のクリーンな飽和脂肪酸と中鎖脂肪酸の数少ない供給源だ。これら

ナッツ・豆類

▲完全無欠

ココナッツ
アーモンド、カシューナッツ、栗、ヘーゼルナッツ、マカダミアナッツ、ピーカンナッツ、クルミ
ピスタチオ、松の実、発芽豆、ブラジルナッツ、ヒヨコ豆、ほとんどの豆類（乾燥豆やレンズ豆）、ピーナッツ、チアシード
大豆、ジャイアントコーン

ハイリスク▼

ローストしていないオーガニックのナッツが最も良い。ローストすると、オメガ6脂肪酸が破壊される。ナッツはとてもカビやすくもあるので、傷がついたものやあらかじめスライスしたもの、砕かれたものは避けよう。

の脂肪は抗炎症性があり、体脂肪の燃焼を助け、認知パフォーマンスを高めてくれる。適切に処理されたココナッツは反栄養素がほとんどなく、抗アレルギー性があることが知られている。

ただし、細切れのココナッツを買うときは要注意だ。ある研究では、標本の約3分の1に危険な種のカビ毒が見つかった。[*1] カット製品を買うときは、良質で、甘味を加えてなく、大きめにカットされたものを選ぼう。

丸ごとのヤシの実、特にタイ産の若い実は、柔らかな白い果肉に炭水化物をほとんど含まない驚異の食品だが、ココナッツウォーター（透明な果汁）は果糖の主要源である。飲むなら夕食後に。

やや注意のナッツ

生アーモンドはまあまあ

アーモンドはビタミンE、植物ステロール、抗酸化物質が豊富だが、比較的糖度が高く、多価不飽和脂肪酸とフィチン酸も多く含んでいる。アーモンドはあなたが思っているほどの満足を与えてくれはしないのだ。

カシューナッツは密封されたものを

カシューナッツは、ひどく面倒な外皮を取り除くために必ずボイルするので、明らかにカビ毒が問題になる。ある研究では、ブラジル産カシューナッツに37種のカビが見つかり、その主要な種は毒を生成するものだった。[*2] また別のカナダの研究では、67％のカシューナッツがカビ毒を生成するカビに汚染されていた。[*3]

またカシューナッツはかなりの高ヒスタミン食品だ。袋に密封された新鮮なものを選び、食後は頭痛や頭のもやもや、食物への渇望、関節痛などを警戒しよう。

ヘーゼルナッツは生がいい

ビタミンB、抗酸化物質、マグネシウム、カリウム、マンガンが豊富。生を少量食べるなら、多価不飽和脂肪酸の摂取しすぎにはならない。ある研究で調べたエジプト産ヘーゼルナッツの90％は、発がん性がありパフォーマンスを弱めるカビ毒、アフラトキシンを含んでいたが、アメリカやヨーロッパ産はその割合がもっと低そうだ。[*4]

マカダミアナッツはカビ毒の報告がほとんどない

ビタミンE、リン、カリウムが豊富で、特にほとんどの研究でカビ毒が発見されていないから「完全無欠」といえそうだが、その反面、マカダミアナッツのカビ毒を探した研究もほとんどない。大きな問題は腐りやすいことだ。なるべく冷蔵品を買い、冷蔵庫で保存したい。どうせ食べるなら、新鮮なナッツを！

ピーカンナッツは保存状態が命

ピーカンナッツは、チアミン、ビタミンB6、マグネシウム、マンガン、リン、亜鉛に加え抗酸化物質も豊富に含んでいる。空気中の湿気を吸収してカビを生やすので、丸ごとの実を買って密封して冷蔵または冷凍したい。保存状態がきわめて重要だ。僕は殻をむいたピーカンナッツを室温で中程度の湿度で保管していたら、わずか1週間でダメにしてしまった。

クルミは殻付きにすること

クルミは微量栄養素に非常に富んでいるが、ヒスタミン濃度がかなり高く、ブラジルナッツとピスタチオ以外のどのナッツよりもカビ毒汚染の危険性が高い。*5 この問題に対処するには、自分でクルミの殻をむくといい。

栗は毒が少ない

栗がやや注意なのは、よくあるナッツと違い、ほとんど炭水化物の塊《かたまり》だからだが、ビタミンB、C、カリウムが豊富で、反栄養素はだいぶ少ない。

ピスタチオは栄養も多いが食べすぎはダメ

公平を期していえば、ピスタチオはビタミンB、マグネシウム、マンガン、リン、カリウム、亜鉛など、抗酸化物質とミネラルを豊富に含んでいる。だが熟した実が開いてコウジカビ属アスペルギルスに被曝するせいで、カビ毒汚染が非常に多いナッツでもある。たらふく食ってしまったら、食物への渇望を覚えずに何時間も気分良く過ごせる可能性は低い。とはいえ、ピスタチオはおいしい。

ブラジルナッツは腐りやすい

ブラジルナッツはリノール酸が多いため、殻をむいてほんの数日で腐敗し悪臭を放つことで知られるが、このナッツの主な問題点は、ナッツ類の中でも特にカビ毒汚染が多いことだ。実際、EU（欧州連合）は、アフラトキシンがよく見られるという理由でブラジルナッツの輸入に質量ともに厳しい基準を設けた。[*6] セレンが豊富だが、含有量は実ごとの差が大きいし、セレン摂取のために毒素に汚染されるまでもない。

ハイリスクなナッツ

ピーナッツはほぼ誰にでも炎症を起こす

ピーナッツは、レクチンを含む。ほぼ誰にでも炎症反応を生じさせ、アナフィラキシーを起こし死に至らしめることもある重篤なアレルギー症状をもたらす物質だ。またアフラトキシンの含有度も非常に高く、[*7] たいがいの豆と違って熱してもレクチンが破壊されない。[*8] これが血中に入り込んで、炎症や腸障害を引き起こす。

ピーナッツを食べると、腸粘液の生成が40％以上増大したりもする。これは負傷を示す数値だ。ヒスタミン濃度も高くなる。ほかの豆類とほぼ同量の栄養素をもつが、動物性食品と比べると乏しい。ピーナッツは細胞膜に浸透できないほど長い超長鎖飽和脂肪酸の濃度を上昇させもする。[*9] この種の脂肪酸はアルツハイマー患者の脳に多く見られるものだ。[*10]

「でんぷん」はときどき食べる

でんぷん質は自然界で大いに求められる食物中のエネルギー源だ。これをめぐる争いはよく見られる。虫は食べたい、細菌も食べたい、カビも食べたい。ほかにももっと食べたい動物がいる。こうした理由でほとんどの植物は、自らのでんぷん質を守る複雑な防御システムを進化させてきた。僕らに消化しにくくさせる反栄養素で武装したのだ。

とはいえ、特に強度の高い運動に取り組む人は、でんぷん質の恩恵を受けるべきときがある。デスクワークをしていたり腸内細菌に問題のある人はさほどではないが、それでも長期間いっさい食べずにいるべきじゃない。

要するに、でんぷん質をほとんど食べなければ体重は減るが、ずっと食べないと体調が優れなくなる。ただ、栄養の点では、でんぷん質から多くを得られないことは覚えておきたい。体の基本構成要素と燃料の供給源にすぎないのだ。

結論。なるべく反栄養素の少ないでんぷん質を限られた量だけ食べること。以下は、最も栄養価が高く反栄養素と糖質が少ないものから、薬よりむしろ毒になるものへの順に並んでいる。

完全無欠なでんぷん質

カボチャは抗酸化物質が多く最高

カボチャが断トツで完全無欠な炭水化物源なのは、果糖が少なく、ほぼ水と同じくらい反栄養素を含まないからだ。カリウム、カロチノイド、抗酸化物質が非常に多く、リン、ビタミンC、K、葉酸、亜鉛、マグネシウム、マンガン、カルシウムは中程度の量を含有している。

水溶性の食物繊維を含むから、あなたをトイレに駆け込ませずに腸内細菌に栄養を与えてくれる。

サツマイモは皮まで栄養豊富

サツマイモは栄養があり、おいしく、低毒素で、クリーンに燃焼されるでんぷん質だ。ミネラル、ビタミン、抗酸化物質が豊富で、古くから多くの社会で主要な食品として食べられてきた。果糖含有量がごく少なく、皮に含まれる化合物が糖尿病患者のインスリン感受性、ヘモグロビンA_{1C}、コレステロール、中性脂肪値を改善する。[*11]

ニンジンは脳にもがんにもいい

カロチノイド、カリウム、カルシウム、リン、ビタミンC、K、抗酸化物質の良好な供給源で、少量のセレンも含有している。がんの成長を防ぐと証明されたポリアセチレン、[*12]脳機能を向上させるアントシアニンの濃度も高い。また低果糖で、反栄養素は言及に値するほどは含んでいない。それでいて食物繊維は非常に多い。過敏性腸症候群や腸障害の人は、消化しやすいよう、加熱調理したニンジンを食べること。

じつは玄米より白米がすぐれている

白米は反栄養素の含有量がごく少なく、でんぷん糖も非常に少量しか含まないから、他の穀類のような振る舞いはしない。反栄養素が少ないのは、これを含む外皮を除去しているからだ。ビタミンやミネラルに乏しいので、僕はバター、野菜、魚（寿司）、ＭＣＴオイルを摂取する土台として、睡眠時の燃料として、腸内細菌に夜のえさを与える方便として使っている。

でんぷん質

▲完全無欠

- カボチャ、サツマイモ、ヤムイモ、ニンジン
- 白米、キャッサバ、タロイモ
-
- 黒米、ワイルドライス、玄米、バナナ、生鮮／冷凍オーガニック軸付きトウモロコシ
- ジャガイモ、ムラサキイモ
- ソバの実、キノア
- 小麦、トウモロコシ、アワ／キビ、その他の穀類、コーンスターチ

ハイリスク▼

でんぷん質の食品はなるべく控える。夕食で摂るのが最も望ましい。3～7日間に1日、より多く摂取する日を設けよう。摂取量と食べる時間帯は143ページの図を参照。

腸内細菌はどの種類の米からも多少はでんぷん質を得るが、加熱調理後に冷まして冷や飯にするとレジスタントスターチが形成され、腸内細菌の好物に変えることができる。

多くの人の考えに反し、白米は玄米やワイルドライスより完全無欠だ。これについては以下の「やや注意」の節で説明する。

やや注意のでんぷん質

レジスタントスターチをとれるタピオカ、タロイモ

キャッサバ、タピオカ（キャッサバの根の食用でんぷん）、タロイモなど熱帯の低木は、果糖は少ないが炭水化物が多く、たいして栄養がない。反栄養素も少ないが、生食する場合に、ごく危険になりかねない有害な成分を含んでいる。加熱すれば簡単に毒素を除去できるが、ローフード（生食）実践者はご用心を！

キャッサバからは超低炭水化物パンが作れて、とてもヘルシーな食品になる。キャッサバ、タピオカ、タロイモは、レジスタントスターチの供給源だ。メンテナンス・モードに入ったら、夜プロバイオティクス（善玉菌食品）と一緒に摂取し、調子を見てみよう。

トウモロコシは、オーガニックの軸付きを

トウモロコシがほぼあまねく汚染されているのは、毒素を生成するフザリウム属というカビとともに成長するからだ。オーガニックの軸付きの実ならば、ラウンドアップなどの除草剤が土壌にまかれていないからカビ毒は少なくなる。ラウンドアップは農産物のカビに、より多くの毒素を生成させるのだ。[*13]

ごくハイリスクの食品とはいえ、オーガニックなら他のほとんどの穀物よりはましだ。軸付きの冷凍トウモロコシを手に入れるか、旬の時期に農家から採れたてのものを買おう。

玄米、黒米、ワイルドライスを選ぶ意味はない

ワイルドライスは手ごろな最高のダイエット食品と思っている人が多いが、黒米やワイルドライスはフィチン酸やレクチンや腸に炎症を起こす食物繊維など、反栄養素を多く含んでいる。

僕らは長年、たっぷりの食物繊維が健康な消化の秘訣と教えられてきたが、じつは食物繊維には、腸絨毛という腸内表面の突起を損なう種類のものがある。腸絨毛が傷むと、栄養素を消化管へ送る能力が落ちる。

白米は、玄米、黒米、ワイルドライスよりおいしく、同じ消化の問題は起こさず、反栄

養素が少ない。白米より玄米を選ぶべき、もっともな理由はない。

ブームのキノアも期待はできない

キノアが大豆とともどもベジタリアンの世界でまさに大流行している、ただ一つのもっともな理由は、グルテンを含んでいないことだ。

キノアはたしかに他の穀物より優れているが、それでも腸を損傷しかねない。筋成長に必要なアミノ酸をすべて含んではいるが、ごく少量にすぎず、利益を得られるほどの量は摂取しがたい。1人前のキノアが含むタンパク質は3グラムなのに対し、1人前の牛肉が含むタンパク質は26グラムに達する。だから食事中の有用なタンパク源とは考えられない。

でんぷん質の多いキノアには貯蔵穀物ならではの限界がある。すなわち、畑ですでに劣化が始まり、貯蔵後も劣化しつづけるのだ。小麦ほどひどくはないとしても、一部の人が願っているような最高の食品じゃない。

ハイリスクなでんぷん質

非オーガニックのトウモロコシは最悪

アメリカのトウモロコシは畑に自然発生するカビの毒性を高める遺伝子組み換え技術と

除草剤ラウンドアップのせいで、カビ汚染が最もひどい作物となっている。
またトウモロコシに含まれるタンパク質のゼインはプロラミンに富むが、グルテンとこれが交差反応し腸に炎症をもたらす。

小麦は知的能力を低下させる

小麦が体に悪いのは、血糖値を急上昇させ、腸を損ない、カビ毒を含み、知的能力を下げ、中毒性があるからなのは、すでに説明してきた。

小麦でんぷんはブドウ糖やショ糖よりはるかに血糖値をはね上がらせ、結果、血糖値を乱高下させる。グルテンなどの小麦タンパク質は、遺伝的体質によっては腸内膜にダメージを与える。グルテンは免疫系が自らを攻撃する多様な自己免疫疾患の原因としてよく知られ、この疾患の中でも橋本甲状腺炎や狼瘡《ろうそう》は発症までに何年もかかるから、グルテンを食べたときには自覚がない。

小麦はずっと述べてきたように、パフォーマンスと健康に悪影響があるカビ毒に汚染されていることがしばしばある。小麦タンパク質の代謝で生じるグルテオモルフィンは、アヘン様物質だ。これがパン食をやめられない理由の一つである。**パンが欲しくてたまらなくなるのは、アヘン中毒者がもっと吸いたくなるのと同じメカニズムなのだ。**さらにグルテンは脳血流量を低下させる。脳をよく働かせたいあなたには、悪い要因だ。

グルテンはなくてもデメリットが大きいアワ、キビ

アワやキビにはグルテンはないが似た種類のタンパク質を含み、腸損傷や炎症を起こす。長期に貯蔵される他の穀類と同様に、カビ毒にたびたび汚染される。おそらく最も有害なのは、アワやキビに敏感な人に、他のどの食品よりも多く甲状腺障害を生じさせることだ。[*14] これはゴイトロゲンという、ヨウ素の吸収を阻害し甲状腺機能を低下させる物質を含んでいるからだ。それで甲状腺肥大や甲状腺腫が引き起こされる。悲しいかな、穀類はあまり人間に優しくない食べ物なのだ。

コーンスターチは血糖値に悪い

コーンシロップを除くほぼすべてのトウモロコシ製品と違い、コーンスターチは重度の加工を施すため、カビ毒の大きなリスクを抱えてはいない。だが血糖値に悪影響を及ぼしがちだから、腸内細菌への良い食料源ではない。

「果物」は夜に食べる

果物は一般に、糖分があるので摂取を夜だけに限ること。以下は、最も栄養があり、反

栄養素と果糖が最も少ない果物から、最も果糖が多く、カビに汚染され、栄養が乏しい果物へという順に並んでいる。

完全無欠な果物

ラズベリーはカビ毒から守ってくれる

ラズベリーは低糖で、微量栄養素をごく濃密に含む果物だ。アントシアニン、ポリフェノール、食物由来で最も危険な発がん性カビ毒のアフラトキシンから身を守れるエラグ酸

果物

▲完全無欠

- アボカド、ブラックベリー、ココナッツ、クランベリー、レモン、ライム、ラズベリー
- ブルーベリー、パイナップル、いちご、みかん
- グレープフルーツ、ざくろ
- りんご、アプリコット、さくらんぼ、いちじく、ハニーデューメロン、キウイ、ライチ、ネクタリン、オレンジ、桃、梨、プラム
- バナナ、ぶどう、グアバ、マンゴー、メロン、パパイヤ、パッションフルーツ、柿、すいか
- レーズン、ドライフルーツ、フルーツレザー（果実ペーストを板状にしたもの）、ジャム、ゼリー、果物の缶詰

ハイリスク▼

など、抗酸化物質をたっぷり含んでいる。[*15] アメリカではほかの果物より農薬がやや多い傾向はあるが、反栄養素はほとんど含んでいない。

だが、とてもていねいに収穫し、出荷したラズベリーでも、賞味期限はごく短い。実につぶれがなく引き締まった、新鮮そのもののラズベリーを選ぶこと。そして食料品店は、もうすぐ傷みそうだがカビはまだ生えていない商品を安売りにかけるのが常だから、セール品は避けることだ。

レモン、ライムは肝臓の解毒を助ける

レモンは低毒素で、肝臓の解毒を助ける抗酸化物質を含んでいる。完全無欠な飲み物として、スパークリングウォーター（天然炭酸水）にレモンやライムを搾ってみて。

クランベリーは果物の優等生

ドライフルーツやジュースなど非完全無欠な加工食品にされがちだが、自分で調理するなら、クランベリーの実は良い選択だ。ビタミンが豊富で、低糖度で、反栄養素は全般に少なく、遺伝子組み換えは（まだ）行なわれていない。

ブラックベリーも栄養が多い

ブラックベリーは反栄養素が少なく、主要・微量栄養素の含有量はかなり立派な成績だ。ラズベリーと同様の損傷と鮮度の問題がある。つぶれた実は食べないこと！

いちごは「腐り」に気をつける

いちごはビタミンと抗酸化物質をたっぷり含むが、マイナス面としては、農薬とヒスタミンの濃度がかなり高い傾向がある。オーガニック産品を買い、食べたあとの体調に注意しよう。また、腐りやすいので、つぶれた部分はすぐ切り取ること。

パイナップルはヒスタミンがマイナス要素

農薬も含めた反栄養素はごく少なく、ビタミンと抗酸化物質が豊富だ。糖度がやや高いので、夕食後のデザートとして食べる程度にしよう。ヒスタミン濃度も他の果物より高い。

みかんは抗酸化物質が豊富

みかんはビタミン類と抗酸化物質がたっぷりあり、反栄養素とカビはごく少量しか含んでいない。

ブルーベリーのポリフェノールは脳にもいい

栄養価がとても高く、制がん・心臓保護作用があるポリフェノールなどの抗酸化物質も豊富な果物。オーガニック産品を選ぶとよいが、最良の選択は野生のブルーベリーだ。

ブルーベリーに含まれるポリフェノールは、コーヒーやチョコレートと同様、バクテロイデス門の細菌（痩せ型細菌）の成長を助ける。これもコーヒーと同じく、ＢＤＮＦ（脳由来神経栄養因子）という脳の新しい接続の形成に必要な化合物を増大させる。

生産者はまず採れたてのブルーベリーを生鮮品として売り出し、やや古くカビの生えたものを冷凍にする。冷凍ベリーを食べて具合が悪くなったら、おそらくカビ毒を摂取したせいだ。オーガニックの冷凍品か産地直送の生鮮品を買おう。

やや注意の果物

ざくろは種すら糖度が高すぎる

ざくろの果汁はＬＤＬコレステロールの酸化、血小板凝集《ぎょうしゅう》、その他アテローム性動脈硬化症のマーカーを低下させることが証明されている。[*16] 残念ながら、ざくろは果汁も種も糖度が高すぎて、大量には摂取できない。

肝臓が弱っていたら、グレープフルーツは食べないほうがいい

グレープフルーツは、敏感な人に頭痛とアレルギー様反応を起こさせる化合物、スペルミジンとポリアミンを含んでいる。ただし、スペルミジンは動物実験でいくらかの老化防止効果が示されており、耐性のある人には有益かもしれない。[*17]

また反栄養素が全般に少ないが、ナリンギンという化合物を含有し、医薬品や石油化学製品といった物質を肝臓で解毒する作用を妨げかねない。医薬品にグレープフルーツを控えるよう注意書きが付されるのはそのためだ。

肝臓の健康とストレスレベルしだいでは、グレープフルーツを食べるのは名案じゃないかもしれない。僕なら解毒反応をわざわざ鈍くしたりはしない！

すいかは食後、時間をおいて食べる

ウリ科の果実すいかは、ビタミンと抗酸化物質が豊富で、低反栄養素で低農薬だ。この消化がすごく速い糖質投下弾は、夕食後のデザートとしてならば食べていい。

ただし、消化があまりに速いから、タンパク質や脂肪と同時に胃に入らないよう、しばらく時間をあけること。ほかの食物と一緒に腸管下部へ送られ、発酵してしまうと、消化不良を起こす。胃がからっぽのときに控えめな量を食べてもいいが、血糖値はそれでも急上昇することをお忘れなく。

りんごはがんと心臓病を予防する

りんごが含むタンパク質にアレルギーがある人もいるから、２週間プログラム後、りんごを食事に戻したときは様子を見ることが肝心だ。がんと心臓病の予防効果があるという抗酸化物質が豊富だが、最大の問題は、環境団体ＥＷＧのアメリカの２０１４年「汚染青果ワースト12種」の第１位になったことだ。なるべくオーガニック産品を買い、非オーガニックのものを食べるなら念入りに洗おう。

さくらんぼは農薬が心配

さくらんぼは高栄養素で高ブドウ糖、たいていかなりの量の農薬汚染もある。タルトチェリー（サワーチェリー）果汁が炎症、コレステロール、中性脂肪を減らし、ラットへの投与が体脂肪の蓄積を減らすのを明らかにした研究が複数あるが[*18][*19]、さくらんぼ自体は糖質が多いから控えめに食べるべし。

キウイは果糖とヒスタミンがよくない

栄養価は高いが、他の多くの果物より大量の果糖とヒスタミンを含んでいる。だが種には穏やかな血液希釈薬の働きがあり、血栓《けっせん》の形成を防いでくれるかもしれない。

オレンジは外皮が農薬を防いでいる

オレンジは糖度がとても高い。じつにネクタリンの1・5倍の果糖を含んでおり、これぞ汁気の多いキャンディだ。おまけに、オレンジの抗酸化物質は収穫後に劣化しがちである。オレンジが優れているのは反栄養素がほぼ皆無で、農薬が果実に達するのを外皮がほぼ防いでくれるから、平均的な農薬残留量しかないことだ。

桃は農薬を吸収してしまう

桃は室温で保存しないと甘みが減るが、カビを生やす前に食べること。EWG調べのアメリカの2014年「汚染青果ワースト12種」で第5位となったのは、農薬残留度が高いからだ。皮に生えたうぶ毛に農薬が絡みつき、皮自体も薄いので果実に吸収されてしまう。できるだけオーガニック産品を買おう。

梨はアレルギーの危険は極小

梨は地上で最もアレルギー誘発性が低い食品の一つで、たいていの人は食べられる。とはいえ農薬汚染は中程度あり、ほかの果実より果糖を多く含むから、食べるのは少量にすべきだ。

プラムは便秘を防ぐ

栄養価が高く、食物繊維が豊富で、便秘を防ぐソルビトールを含んでいる。内在性の反栄養素はほぼゼロだが、農薬はよく吹きつけられている。幸い、ＥＷＧの農薬汚染度の検査対象植物51種中、プラムは第17位にとどまった。

いちじくはすぐに腐る

糖度がすこぶる高いが、ポリフェノールやカルシウムなど、健康に良い成分をもっている。反栄養素は少ないが、放置されると腐りやすい。鮮度が命だ。あいにく果糖の含有量が高すぎて、しょっちゅうは食べられない。

ライチは褐色にならないうちに食べる

ライチは栄養価が高く抗酸化物質が豊富だが、この物質の濃度は貯蔵と皮むき後の褐変《かっぺん》の過程で低下していく。糖度が高いため、食べる量は控えめに。

バナナは意外と栄養がない

みんな大好きな果物、バナナの栄養素の構成は、ジャガイモとほとんど同じだ。炭水化物が多く、ほかの栄養素は少ない。便利な果物だが、果糖と炭水化物が多すぎて完全無欠と認められないから、夕食後にたまにだけ食べるべきだ。

特に干しぶどうはやめよう

ぶどうも高果糖で低効能の果物だ。含有するレスベラトロールなどの老化防止物質とされるものの効能のほとんどは、フレンチパラドクス（フランス人に心臓病が少ないのは、ワインをたくさん飲むからという説――これはバターをたくさん食べるからだろう！）にもとづいた大げさな推測だ。特にレーズン（干しぶどう）はカビ毒のアフラトキシンの原因になっている。

グアバは便秘対策に効く

グアバは水溶性食物繊維がとても多く、便秘に悩んでいるあなたには助けになる。さらにピンクグアバは、トマトの2倍のリコピンを含んでいる。これまた惜しむらくは、糖度が高すぎて完全無欠の果物たりえないことだ。

痩せたければマンゴーはやめておこう

マンゴーはカルシウム、リン、カリウム、ビタミンC、食物繊維、葉酸、ベータカロテン、そして試験管実験でがんの形成を防ぐと証明された種も含め25種類のカロチノイドに富む。これも美味だが糖度がとても高いので、食べるのは控えめに。

僕は太っていたとき、マンゴーを食べたあと、ひどくイライラしたり不機嫌になることがあったが、これは血糖値の乱高下によるものだ。完全無欠になったいまはマンゴーをたまに食べられるが、減量したいときはいっさい口にしない。

柿は栄養豊富だが毎日食べるものではない

柿はカルシウム、リン、カリウム、ビタミンCが豊富で、毒素、カビ、農薬がごく少ない傾向はあるが、毎日食べるには糖度が高すぎる。ポリフェノールの一種で健康にいいタンニンを非常に多く含んでいる。

ハイリスクな果物

ドライフルーツは果糖もカビ毒もひどい

レーズンやフルーツレザー（果実ペーストを板状にしたもの）などのドライフルーツは、ふつうの果物より高カロリー、高炭水化物、高糖度、高果糖なうえ、果物ならではの有益な含有化合物がしばしば劣化している。おいしそうに見せようと、安息香酸ナトリウムなどの保存料、赤色40号などの着色料で処理されがちでもある。もっと悪いのは、ドライフルーツは乾燥工程でカビ毒の濃度が高まっており、つまり肝臓がカビと果糖の解毒に同時にかかるから、食物への渇望が2倍引き起こされることだ。

缶詰に使う果物は、傷んだものが多い

缶詰の果物は缶詰の野菜と同じくらい悪い。新鮮に見せるため着色料や保存料でしばしば処理され、濃い果糖シロップに浸《ひた》される。缶詰にされる果物は概して質が悪いか傷んでおり、カビの生えたものを含む可能性が高い。缶詰にする工程で高圧や高熱にさらされる間に、多くの栄養素が失われもする。

缶自体も問題だ。臭素やビスフェノールAなど、ヨウ素の吸収を妨げ、ホルモン値を乱す物質をシロップが溶かし、吸収してしまうのだ。

ジャムにすると栄養が破壊される

ジャムは、高圧・高温で調理されるので、果物のもつ有益な抗酸化物質と栄養のほとんどが破壊されてしまう。調理後に残るのはほぼ純粋な糖分で、たいていの果物のジャムには大量の甘味料、安定剤、保存料が加えられている。しかもジャムにされる果物は、たいてい傷みだして売り物にならない「廃棄」果実だ。

新鮮な果実とオーガニックの砂糖で自家製ジャムを作ることはできる。市販品と良質な

素材のジャムを食べたあとの体調には、かなり違いがあることに僕は気づいた。けれど自家製のジャムも、当然ながら大量の糖分を含んでいる。健康上の大きな問題がない人は、「タンパク質ファスティング」のときに多少は摂取してもかまわない。だが、しじゅう食べるべきではない。

ナッツ、でんぷん質、果物はあいにく、ヘルシーな食事の基本食品とはいえない。白米やでんぷん質の野菜など少数の例外はあるが、でんぷん質のほとんどは体内の酵母のえさとなる糖分だ。摂取の時間と分量を慎重に調整する必要がある。

ナッツは便利でおいしい食品だが、鮮度、不安定な脂肪、反栄養素のすべてが大問題だ。僕は完全無欠になろうと努めるあいだ、大量のナッツを食べていたが、排除したら健康状態とパフォーマンスが向上した。いまは、たまに〝ごちそう〟として食べている。

ごちそうといえば、炭水化物と果物は主要な栄養源というよりデザートと見なしたい。夏の盛りに果物を食べるのは目くるめく経験だ。僕は自分の体重に満足している現在は、いちご祭りなどと称して罪悪感ゼロで果糖を25グラム（りんご2個程度）以上も摂ることがあるが、覚えておきたいのは、果物は野菜とは別物で、むしろキャンディに近いということ。とりわけ完全無欠ダイエットの2週間プログラムでは、果物はなるべく避けるのが肝要だ。

Chapter 10

完全無欠ダイエット・ロードマップ

慎重に動くべき「危険地帯」編

この章で扱うカテゴリー——調味香辛料、甘味料、飲み物——は完全無欠ダイエット・ロードマップ上で、あなたの食事に風味と刺激を与えてくれるものだ。食の楽しみになくてはならないが、食べすぎたり間違ったものを選ぶと、気だるく、脱力し、むくんだ感じになる——要するに、ひどい二日酔いのようになる！

ほとんどの人は自分のダイエットやパフォーマンスを考えるとき、どの調味料を使うか何を飲むかについて考えていない。ところが多くのありふれた飲料に、あなたを疲れさせ、太らせ、糖分を欲しくてたまらなくさせる有害な成分が含まれているし、家庭用のふつうの乾燥香辛料も気分やパフォーマンスに大きく影響する。

僕は健康になろうと本気で努力しだしたとき、飲み物をふつうのソーダからダイエットソーダに切り替えた。ある暑い日、授業へ急いでいたとき、店に寄って1リットルのダイエットソーダを買い、講義が始まる前に飲み干してしまった。すると授業中に頭がクラクラして麻薬を打ったようになり、実際ちょっとよだれを垂らしたほどだった。

僕は混乱した。この日ふだんと違ったのはダイエットソーダをしこたま飲んだことだけだ。ここからダイエットソーダが自分に与える影響に注意しだした。**これを飲まないようにしたら食物への渇望がわくことがめっきり減った**。ソーダに含まれる化学物質がラブラドール脳をパニックに陥れるのをやめさせたからだと、僕は理解した。たまたま大量に飲んだおかげで、ダイエットソーダの影響がはっきり感じられたのだ。

調べた結果、多くの調味料、甘味料、飲み物が、ダイエットソーダと同じ影響を脳に与えているとわかった。食事からスパイスをあれこれ取り除く実験をして、どれが思考や気分や見た目の改善に役立ち、どれが食物への渇望と頭のもやもやを起こすのかを判定した。以下は、最も有益なものから最も有害なものへの順に並べてある。風味、甘味、水分の供給源で、最高のものから最悪のものまで見ていこう。

「調味料」は古いものを捨てるだけでも効果大

ハーブやスパイスには、たいがい健康への効能と抗酸化機能がある。また一般に、腸内細菌に対し良い影響も与える。その一方で、広く使用されているハーブやスパイスの多くは、もともと医療目的で使われていた精神活性物質を含んでいる。

ここで紹介するハーブやスパイス、その他調味料の取り扱いは、これらの健康へのメリットを最大限に発揮し、反栄養素の摂取を最小限に抑え、あなたの体の生態をきっちり管理するためのものだ。

自然食品には必ず多少のカビの胞子が見つかるし、レンジ上のスパイス棚という環境は恰好《かっこう》の培養器だ。あなたがパフォーマンス向上のためにできる、ごく簡単なことがある。何カ月も前に買ったスパイスを捨てるのだ。高品質で、開封したての生鮮・乾燥ハーブやスパイスを使うか、でなければいっさい使わないように。

この項のランキングの理論的根拠を見つけるにあたり最善を尽くしてはいるが、それでもまだ、あなたが個人で実験する余地はある。ロードマップのどこへ向かうか、それがどのように体調やパフォーマンスを変えるか、決めるのはあなただ。

完全無欠な調味料

りんご酢は万能

ある研究によれば、20グラムのりんご酢（アップルサイダービネガー）を摂取すると、インスリン抵抗性のある人も健康な人もともに食後の血糖値とインスリン感受性が改善する。[*1] またりんご酢は心臓血管の機能を改善し、腫瘍《しゅよう》を防ぎ、病原菌を殺せるという証拠もある。[*2] 僕がホワイトビネガー以外で料理に使っている酢はこれだけだ。

海塩でストレスをやりすごす

第2章で見たとおり、正しい種類の塩にはメリットがいくつもあり、ストレスをやり過ごさせてくれる。僕はふだん1日あたり5～8グラムの海塩を摂取している。

生のショウガは炎症を抑える

ショウガは何世紀も前から解熱や切り傷や打ち身の腫《は》れを引かすのに用いられてきた、強力な抗炎症剤だ。よく売られているショウガ粉末、とりわけ大きな容器のものは過度の湿気にさらされて品質が低下していることが多いから、要注意だ。ショウガに生えるカビには免疫系を働かなくする強力な因子が発見されている。[*3]

オレガノは腸内細菌を助ける

オレガノは、抗酸化物質と植物性フェノール成分が豊富で、腸内細菌を助け、体内の酵母を抑制するという点で医療効果もある。

高品質のものを使い、湯気の上から容器を振ったりしないかぎり（振ると水分が吸着し、どんな薬味にもカビが生えてしまう）、オレガノは素晴らしいハーブだ。僕はコショウの代わりに肉の表面に振って使っている。

調味料・スパイス

▲完全無欠

りんご酢、コリアンダー（香菜）、コーヒー*、ショウガ*、パセリ、海塩

ラベンダー、オレガノ、ローズマリー、タイム、ターメリック（ウコン）

オールスパイス、シナモン、クローブ*、オーガニックで無添加の調製マスタード（からし）

マスタードシード、オニオン、食卓塩

黒コショウ*、一般的な市販チョコレート、ニンニク*、ナツメグ*、パプリカ*

味噌、たまり醤油、豆腐

市販ドレッシング、スパイスミックス、グルタミン酸ナトリウム（MSG）、固形ブイヨン

ハイリスク▼

*これらの食品には有毒なカビ菌がついていることが多いので要注意。なるべく新鮮で高品質のものを使うこと。

ターメリックがカビ毒から体を守る

ターメリック（ウコン）は食物由来の最も強力な抗炎症剤の一つだ。カロチノイドを非常に多く含むので黄色みを帯びており、何世紀にもわたって傷を癒やし、感染症と闘い、がんのリスクを減らしさえしてきた。

ターメリックのプラス効果に関する進行中の研究はまだあるが、腸内細菌に役立ち、炎症を減らすことは充分に立証されている。そしてカビ毒のアフラトキシンから体を守ることもできる！[*4]

ローズマリーは並外れて低毒素

ローズマリーの有効成分のカルノシン酸は脳細胞を炎症から守ることが試験管実験で立証されており、[*5]ローズマリーは脳機能を高めると信じている人もいる。もう一つの主要な有効成分ロズマリン酸には、グルコース（ブドウ糖）および脂質の代謝を妨げる作用がある。[*6]また別の研究は、ローズマリーが慢性関節リウマチの闘病に役立つことを示した。[*7]

ローズマリーは並外れて低毒素であり、脂質の酸化を防ぐ。マリネ液に加えれば、肉の不安定な油分を守る一方で、ソテーするときに使うと、変質しやすい油分をさらに長時間、壊さずに保てる。[*8]

タイムを使うと、食品中のいい脂肪を守ってくれる

タイムには抗真菌・細菌作用があり、またローズマリーとほぼ同様に、調理中の食品に含まれる繊細な脂肪を酸化から守る。[*9]

マスタードは、オーガニックで無添加のものを

たいていのレストランに置いてあるような調製マスタード（からし）には充塡剤や人工着色料、コーンシロップ、グルタミン酸ナトリウム、またしばしば植物油など、あなたのパフォーマンスを低下させる成分が満載されている。高品質でオーガニックで、無添加・無糖のマスタードを探そう。

バニリンではなく、バニラを使う

バニラは優れた芳香剤であるだけでなく、本物のバニラは脳パワーを高めることもできる！　受容体を活性化し、炎症を減らし、認知パフォーマンスを改善するバニロイド類という化合物を含むからだ。

何世紀も前から、腹痛を鎮め、空腹による激痛を抑え、ストレスをやわらげるのにバニラは使われてきた。バニラには関節痛を減らし、消化を促す効能があるとヨーロッパ人は信じていた。南太平洋地域の妊婦はつわりの吐き気を治めるのにバニラを使っていた。も

っと最近の研究では、バニラが少なくとも年配の男性のペニスの血流を高めると主張されている。[*10]また、食品の抗酸化成分を計る指標である酸素ラジカル吸入能（ORAC）値がきわめて高い。[*11]

問題は、バニラのもつ抗炎症性の化合物が過剰な熱で破壊されることだ。さや入りでも粉末でも、不適切に処理するか高すぎる温度にさらしてしまうか、その両方なら、効能は失われてしまうし、加熱されたバニラにはカビ毒の問題も生じる。

バニラが含有している認知パフォーマンスを改善する化合物は、天然の抗真菌剤としても機能している。この化合物が破壊されると、貯蔵中の乾燥バニラビーンズ内でカビが成長しうる。バニラは料理と脳を力強く支える香味食材だが、質の悪いものを食べたら、むしろ害になる。[*12]

ほとんどの人は本物のバニラパウダーをめったに摂取したことがない。代わりに、人工合成されたバニリンを摂っているのだ。

チョコレートはカカオ85%以上を選ぶ

一般のチョコレートバーがハイリスク食品なのは、糖、乳製品、人工調味料が添加されているからだが、ダークチョコレート自体はじつはとてもヘルシーな食品だ。チョコレートはフリーラジカルと闘うポリフェノールなどの抗酸化物質が豊富で、パフォーマンスを高めるカフェインを適量含んでいる。研究によると、カカオの配合率が85%のダークチョコレートは善玉のHDLコレステロール値を高めながら、インスリン抵抗性や炎症や体重増に影響しなかった。[*13]

しかしリスクはある。チョコレートはすべて発酵で作られるが、試料とした南米産チョコレートの80%はカビに汚染されていた。[*14] チョコレートを発酵させる微生物の64%は、カビ毒を生み出す。[*15] ヨーロッパ産チョコレートのカビ毒は最も低い傾向があるが、これは規制が他の地域より厳しいからだ。

チョコレートは賢く選ぼう。カカオ85%以上のダークチョコレートだと確かめてから、召し上がれ!

やや注意の調味料

黒コショウは自分で挽くこと

とても一般的なスパイスだが、研究から、黒コショウがカビ毒を、[*16] とりわけアフラトキシンとオクラトキシンAを[*17]多く含みがちなことが明らかになっている。僕はこの味が大好きだが、黒コショウを大量に摂ると、朝起きたときに関節が痛んだ。これは僕がカビに汚染されたしるしだ。

リスクがとても高いので、基本的にこの食品は控えるようアドバイスしている。食べつづけるなら、はるかにカビが多くて精油が失われている粉末のものはやめること。新鮮な高品質の粒黒コショウを、良いコショウ挽きを使って摂るのが、唯一のしかるべき方法だ。僕はほとんどの場合、代わりにオレガノを使っている。

ナツメグはごく少量で中毒する

かなりの割合でカビ毒を多く含むが、その点に注意するまでもないのは、ナツメグの中毒量がわずか大さじ2杯だからだ。[*18] ナツメグ自体にもともと組み込まれた毒素があり、それは大さじ2分の1の量でも感じられる。少量なら大きな問題が生じる可能性は低いが、高品質ブランドを探して、控えめに使うに越したことはない。僕はエッグノックに入っていた大さじ2分の1のナツメグを摂取したせいで、言葉がつっかえてうまくしゃべれなくなった経験がある。

食卓塩には添加物が入っている

普及品は精製時に多くの栄養素が除去されてしまう。固結防止剤などを摂取せず微量元素を得るには、化学物質無添加の海塩に切り替えよう。

ビネガーはりんご酢だけでいい

ほとんどの酢（ビネガー）は風味豊かだが、反栄養素として働き、パフォーマンスを制限するような酵母やカビの副産物をかなり大量に含んでいる。赤ワインビネガーやモルトビネガー（麦芽酢）にはカビ毒が、バルサミコ酢には鉛も含めて反栄養素が、非常に多くなりがちだ。サラダドレッシングの材料を大量のバルサミコ酢からりんご酢に切り替えたときの大きな違いに、僕はびっくりした。

ハイリスクな調味料

味噌、たまり醤油……何がダメなのか？

レシチンと納豆以外のすべての大豆には多数の問題がある。これらは少量でも、ヒスタミンを与え、炎症、アレルギー、甲状腺疾患、骨粗しょう症、ホルモン疾患、脳機能の低下などを起こし、体にとってハイリスクとなる。

ドレッシングを食べるほどお腹が空く

市販のサラダドレッシングは丹念に紡がれ、強化された食物への渇望のシンフォニーだ。おおむね精製油と人工調味料、スパイス、グルタミン酸ナトリウム、安価な保存料からできている。低脂肪のバージョンには、アスパルテームなどの人工甘味料もよく使われている。

合成香料の影響は予測できない

合成香料は、たいがい石油化学製品から作られていて、肝臓や脳に予測できない（だが決して有益じゃない）作用を及ぼすことが多い。ほとんどは適切な検査がされておらず、高果糖コーンシロップやグルタミン酸ナトリウムなど、他の毒素も含む食品によく入っている。子供の注意欠陥・多動性障害（ＡＤＨＤ）や行動の問題に関連があり、大人の認知障害の原因にもなりうる。

「甘味料」にもいいものはある

甘味料はおおかたのダイエットで議論となるところだ。それというのも、食べ物を飲み込まずに甘みを感じるだけでも、インスリンに影響を与えるという証拠があるのだから。しかし甘い味は料理の一部として、食べるという経験を完成させるものだ。僕は徹底した調査の結果、以下の完全無欠な甘味料のリストにたどり着き、この一部は10年間、信頼して使ってきた。あなたにはどう働くか確かめてみよう。

完全無欠な甘味料

キシリトールが骨粗しょう症を防ぐ

キシリトールは多くの青果に含まれており、ほぼ誰でも耐性がある。グラニュー糖より甘いが、インスリンへの作用は無視できるレベルだ。体が消化に慣れないうちに食べすぎるか、中国産の遺伝子組み換えトウモロコシ由来のものを食べた場合に、「悲惨なパンツ」

甘味料

▲完全無欠	キシリトール、エリスリトール、ステビア
	ソルビトール、マルチトール、その他の糖アルコール
	ブドウ糖／デキストロース（非遺伝子組み換え）、生はちみつ
	メープルシロップ、ココナッツシュガー
	グラニュー糖、ブラウンシュガー、アガベシロップ、熱処理はちみつ
	果糖、濃縮果汁、高果糖コーンシロップ
ハイリスク▼	アスパルテーム、スクラロース、アセスルファムカリウム

やその親戚の「ガス爆発」状態に陥るかもしれない。定期的にごく少量食べるなら、問題なく消化されるだろう。

キシリトールは、摂取する女性に骨粗しょう症が少なく、虫歯や副鼻腔炎《ふくびくうえん》まで防ぐことも知られている。*19

僕はこれを何年も前からアイスクリーム作りに使い、鼻の細菌感染症のリスク低減のため、飛行機に乗る前にもキシリトール溶液を鼻に噴射している。キシリトールへの反対論は、腸内フローラに悪影響があるかもしれないというものだが、リスクよりメリットのほうが大きいと僕は思う。それに完全無欠コーヒーに入れるとじつにうまい！〔著者は特に北米産堅木由来の製品をすすめている〕

エリスリトールはほぼ血糖値に影響しない

これも果物と野菜に見られる天然の糖アルコールだ。砂糖のほぼ60〜70%の甘さだが、カロリーも炭水化物も含まず、血糖値やインスリン濃度に影響しない。そしてエリスリトールは胃の不快感を起こす可能性がほかの糖アルコールよりずっと少ない。

キシリトールと同様に、非遺伝子組み換え品を見つけるのが最善の策だ。僕はなめらかな味わいを得るため、エリスリトールとキシリトールを半々でミックスすることが多い。

ステビアはガム代わりにされていた

このステビアという植物は砂糖の代用品として人気上昇中で、日本ではすでに数十年も使用されている。かつて農民はステビアの葉を抜いてはガムのように噛んだものだった。抽出物は苦みもある甘い味で、人によって好き嫌いが分かれる。ステビアは安全な甘味料とされ、血中グルコース制御を改善し、糖尿病患者の血糖値の管理に役立つことが証明されている。

ブドウ糖は脳のエネルギーになる

ブドウ糖（グルコース、デキストロース）は、体が利用する主要な糖で、脳の主要なエネルギー源だ。実際あなたがケトーシス（ケトン体上昇）状態にない場合には、脳はほぼブドウ糖のみで動いている。

ブドウ糖は血流に吸収されやすいので、血糖制御の検査によく用いられる。摂取しすぎは体に良くないが、少量ならば試験、プレゼン、スポーツイベント前に脳機能のサポートに役立てられる。これはまた果糖をまったく含まないから、肝臓、腸、脳を快調に保てる。ただし、ブドウ糖は発酵過程での利用が多く、酵母が原因の不調がある人は腸内ガスを生じやすくなるから、避けるべきだ。

生はちみつをなめるとよく眠れる

生はちみつは抗酸化物質、酵素、栄養素を含むが、熱処理をすると、こうした物質の多くが破壊され、はちみつをコーンシロップもどきに変えてしまう。生はちみつはまた、抗菌剤としても利用できるが、熱処理はちみつに同じ効果はない。生はちみつが完全無欠と認められる主な理由は、第5章に述べたとおり就寝前に大さじ1杯までを摂れば睡眠にとても良い影響がもたらされるからだ。なお、生はちみつを熱いコーヒーに入れたら、それはもう生じゃない！　コーヒーを甘くしたければ、ステビアかキシリトールを使うように。

やや注意の甘味料

メープルシロップは果糖が少ない

良質のメープルシロップ（ほとんど高果糖コーンシロップでできた、まがいものじゃなく）は、ごく低果糖の甘味料で、グルテンフリーのパンケーキを焼くときなど特別な機会に食べるぶんには問題ないが、毎日は摂取すべきではない。

ココナッツシュガーは栄養価がきわめて高い

ココナッツシュガーの大部分はスクロース（ショ糖）で、果糖とブドウ糖も少量含んでいる。ふつうのグラニュー糖ほど血糖値を上昇させないし、鉄、ビタミンB、亜鉛、マグネシウムなどの栄養価がきわめて高い。それでも、やはり糖は糖なので、食べるときにはご用心。

グラニュー糖は夜に少し食べる程度に

グラニュー糖（ショ糖）は、果糖とブドウ糖が同量ずつミックスされたものだ。夜に少量を摂取するぶんにはたいした害はないが、ショ糖の食べすぎは虫歯、心臓病、糖尿病、肥満の原因となり、体内の酵母のえさにもなる。平均的なアメリカ人は年間30キロ以上の糖を食べているが、これは明らかに摂りすぎだ。ショ糖を食べないことが完全無欠への大きな一歩である。

ブラウンシュガーが老化を加速する

ブラウンシュガー（粗糖）は、精製過程で生じる副産物の少量の糖蜜を別にすれば、グラニュー糖と大差がない。この製品は、老化を加速させ、心臓病の原因になる終末糖化産物（AGE）という物質を生み出す。日常的な摂取はパフォーマンスを損なうから、夜の特別な機会にだけ使うべきだ。

アガベシロップは果糖が2倍

アガベシロップは健康系サイトで喧伝《けんでん》されているようだが、ふつうの砂糖と同様にヘルシーじゃない。むしろもっと悪い。

アガベのシロップまたはネクターは70〜90%が果糖なのだ。アガベはパフォーマンスを損なう果糖をショ糖の2倍含んでいる点で、ショ糖で甘味をつけたソーダよりなお悪い食品である。

ハイリスクな甘味料

果糖は体に最悪なものの一つ

果糖は完全無欠ダイエットで最小限に抑えるべき最重要品目の一つで、肝臓障害、毒素蓄積、AGE生成、脂肪肝を引き起こし、肥満、腸肥大、痛風、真菌感染症の原因となり、脳機能を低下させる。これこそハイリスクというものだ。

濃縮果汁は最も悪い果実からできている

濃縮果汁は他の食品から摂れない栄養が何もなく、好ましくない果糖の主な供給源だ。最も質が悪く、最もカビが生えた果実が使われやすく、そのため、アフラトキシン、オクラトキシンA、パツリン、アルテルナリア属の菌が含有されがちになる。[*20]

果糖ぶどう糖液糖でもっと食べたくなる

高果糖コーンシロップ〔果糖ぶどう糖液糖など〕は遺伝子組み換え作物のコーンシュガーを精製し濃縮シロップにしたもので、アメリカ人の通常食のほぼ全食品に加えられている。健康研究の専門家たち、なかでもロバート・ラスティグ博士とゲーリー・トーベスは、高果糖コーンシロップが肥満、糖尿病、高血圧、痛風の主要因であることを明らかにしてきた。この甘味料は多少でも摂取したら、肝臓を損ない、知的能力を低下させ、真菌感染症を起こし、あなたを太らせる。食物が欲しくなる主要因の一つである。

アスパルテームはがんと関連がある

第3章で述べたとおり、人工甘味料アスパルテームは、さまざまな種類のがんと関連があり[*21]（この議論はまだ継続中だが）、発がん性物質とされるホルムアルデヒドに体内で代謝される。あなたの体という高性能マシンにこれを摂取すべき、もっともな理由などない！　さらに、これまた食物への渇望を起こさせる元凶でもある。[*22]

スクラロースは農薬に近い

人工甘味料スクラロースは、糖よりむしろ農薬に近い。ふつうの糖の分子を塩素で一部代替することで、発がん性物質とされるポリ塩化ビフェニルと構造的に同種の分子を生み出している。あなたが摂取するスクラロースは約15%が体内に貯蔵され、それが何をするか、その後どこへ行くかは誰にもわからない。

スクラロースに関して長期的な安全試験は行なわれておらず、有害性を示唆《しさ》する動物実験の証拠はある。スクラロースは腸内の善玉菌にも大損害をもたらす[*23]。

アセスルファムカリウムでしこりができた

人工甘味料アセスルファムカリウム（アセスルファムK）は、ダイエットコーラなどの商品に含有されている。人体内のアセスルファムKの安全性に関する研究は少なく、研究者たちもその点を危惧している[*24]。

恐ろしい。だが、アセスルファムKにまつわる僕の個人的な経験はもっと恐ろしい。アトキンス式ダイエットをしていた90年代後半に、アセスルファムKの大量の摂取が原因で甲状腺に良性のしこり（結節）ができたのだ。これはよく報告される副作用で、アセスルファムKの摂取をやめたら、しこりはなくなった。

「飲み物」はコーヒーがいちばん

とても残念な知らせだが、完全無欠なアルコール飲料などというものはない。他よりはマシな種類のアルコールはあるが、どれも必ず食物への渇望をかきたて、頭をぼんやりさせ、元気をしぼませる。いかんせんこれは研究が示していることであり、1カ月断酒した僕のクライアントたちが報告していることでもある。

完全無欠ダイエットの最初の2週間は脳のパフォーマンスを観察するため、アルコールをいっさい摂らないように努めること。メンテナンス・モード以後は、〝やや注意〟のアルコール飲料のどれかを控えめに飲むのはかまわない。あなたが選ぶアルコールの種類は、健康と、翌日の気分に甚大な影響を与える。

完全無欠な飲み物

コップに半分ずつ水を飲む

水分を保ち、生きつづけるために水が重要なのは明らかだ。水は1日を通して必要で、少しずつしか吸収されない。一気に大量に飲むより、何回かコップ半分の量を飲むほうがはるかに望ましい。1日に8杯の水を飲んでも心配する必要はない。むしろ、のどの渇きを認めるよう気をつけて、小用を足したあとは必ず水を1杯飲むようにすること。

ちなみに、おしっこの色の薄さで体内の水分量を推定するのは、賢明じゃない。透明なおしっこは充分な水分補給のしるしと考える人が多いが、これはたぶん水を飲みすぎて電解質を破壊したか、毒性のものを食べてしまって腎臓や膀胱《ぼうこう》に加えられる損傷をやわらげようとしているかのどちらかだ。一日じゅう、体の声に耳を傾けて水を飲んでいれば、黄色いおしっこは健康のあかしである。

最強の飲み物、完全無欠コーヒー

もはや言うまでもないが、完全無欠コーヒーは、朝に飲むことができる最も完全無欠な飲み物だ。良質のバターとMCTオイルを加えるのは、コーヒーというケーキにデコレーションを施すようなものである。

緑茶には大量の抗酸化物質がある

緑茶は、高品質のものを買う限りは、抗酸化と抗炎症の効能を与えてくれる。そして抗酸化物質を大量に含むが、一方で体内の葉酸濃度を減少させかねず、とりわけ妊婦は注意が必要だ。賛否ある研究では、緑茶エキスがテストステロン値を下げるという。[*25] また、緑茶の過剰摂取は不健康な濃度のフッ素をもたらすおそれもある。しかし健康に良い飲み物ではあり、お好みでバターやMCTオイルを混ぜてもいいが、せいぜい1日1〜2杯にとどめるのが賢明だ。

ココナッツミルクでパフォーマンスアップ

ココナッツミルクはココナッツオイルとまったく同じ理由で、体とパフォーマンスにとても良い飲み物だ。ただし注意点が2つ。その1は、一部のメーカーが乳化剤としてカラギーナンを使っているが、これは消化管内膜を損なうおそれがある。グアーガムを使って

飲み物

▲完全無欠

高品質のコーヒー、高品質の緑茶、薄めたココナッツミルク、ミネラルウォーター

ライム／レモンを搾った浄水器の水、緑茶

ライム／レモンを搾った水道水、果物を混ぜた水、淹れたての無糖アイスティー、新鮮なナッツミルク

紅茶キノコ、生乳、市販の無糖アイスティー、ココナッツウォーター、ボトル入りナッツミルク

搾りたてのフルーツジュース

低温殺菌牛乳

豆乳、大量生産品のジュース、ダイエット飲料、加糖飲料、アスパルテーム飲料、スポーツドリンク

ハイリスク▼

いる企業もあり、こちらは許容できるが、乳化剤をいっさい使わないほうがヘルシーだ。問題その2は、ビスフェノールA（BPA）。これはほとんどの缶の内側に塗られている可塑剤《かそざい》で、エストロゲン様の働きを示す。ネット検索でビスフェノールA不使用のブランドを探そう。

ココナッツミルクをさらにクリーミーな味わいにしたければ、良質のバターを少し混ぜてみてほしい。市販のココナッツミルクはかなり濃いこともある。あまり濃ければ自分で水で薄めるようにしよう。

やや注意の飲み物

ココナッツウォーターは寝しなに限定

ココナッツミルクは健康に良い脂肪をたっぷり含むが、ココナッツウォーターはほとんど糖質だ。栄養的なメリットはあるものの、あなたの脂肪燃焼モードを奪い去り、やがて食物への渇望をかきたてることになる。運動後か就寝前にたまに飲むだけにしておこう。

ハーブティーやアイスティーは自分の調子を観察しながら

ハーブティーはまずまずの飲み物だが、緑茶ほど健康に良くはなく、使うハーブの種類に注意しなくてはならない。たいていは医療効果があるので、そのハーブが自分の体調にどう影響するかを見きわめよう。

ミントティーのようなシンプルなものさえ、消化を改善するとされる一方で、食物への渇望もわかせるという。これは、香料やあなたが敏感な原料を含んだお茶には起こりうることだ。食物への渇望を引き起こす添加剤は、高品質なお茶ほど含有していない可能性が高い。

ナッツミルクはナッツより悪い

瓶詰めのナッツミルクはナッツと同じ問題を抱えているが、しばしば見た目が悪くて売れないナッツで作られるから、もっと悪いことが多い。見た目の悪さとは何か？　お察しのとおり、ナッツが傷んでいることだ。そこからカビが生えてくる。オイルを搾った残りかすを「ナッツミルク」としている業者もあるので、高品質ブランドを選ぶように。またココナッツミルクと同様、炎症を起こし、体を弱らせ、意志力を奪う乳化剤カラギーナンを使用しているブランドは避けること。

ウオッカ、ジン、テキーラ、ウイスキーは毒が少ない

これらは糖と反栄養素という、アルコール飲料がたいていハイリスクとされる原因2つ

の含有量が最も少ない。だが無制限に飲んでなお最高のパフォーマンスを発揮できるなどと、うかつに考えてはいけない。アルコールは必ずといっていいほどパフォーマンスを妨げ、頭をぼんやりさせるから、控えめにすること。

当然、アルコールに混ぜるものにも気をつけたい。ウオッカにジュースなどの糖の爆弾を投下したり、ハイリスクな出来合いの割り材を加えるより、炭酸水で割ってレモンやライムを搾って飲もう。

次にいいのは、辛口のシャンパンと辛口の白ワイン

これらがやや注意なのは、ろ過をなるべくしない製法を採ることが多く、真菌代謝産物をより多く含んでいるからだ。それでも後述の赤ワインやビールよりはずっと安全である。特別な機会に飲むようにしたい。

フルーツジュースは自分で搾る

フルーツジュースは果糖が多すぎるせいで定期的な摂取は不可だが、搾りたてで、糖や充填剤を添加していないものを、たまに飲むだけなら、パフォーマンスにさほどの支障はない。これを確実にするには、自分で搾るのが何よりだ。ただし、グラス1杯のフルーツジュースは、果糖の1日あたり摂取制限の25グラムを超えかねないことを忘れずに。

ハイリスクな飲み物

豆乳はイメージと違ってアウト

豆乳がハイリスクなのは、他の大豆製品と同じ理由からだが、おそらくこれが最悪だ。豆乳はナッツミルクと同様に、低品質の大豆から作られるため、栽培中や貯蔵中にカビが生えている可能性が高い。アメリカだけでも大豆作物に影響する有毒なカビは9種ある。[*26]
代わりに、水で薄めたココナッツミルクを飲もう。

ワインはヨーロッパ産が良い

多くの人がワインを健康食品と思っているが、とんでもない。ワイン業界は、ぶどうに含まれる化合物レスベラトロールが体に良いという宣伝に、みごとに成功した。これが真実かどうかは議論の余地がある問題だ（僕はたぶん有用なサプリメントではあると思う）。だが、ここで論じられていないのは、レスベラトロールが有益かどうかは問題にならないほど少量しかワインに含まれていないことだ。カプセル2個分のレスベラトロールの効能を得ようと思ったら、ボトル100本のワインを飲まなければならない。

レスベラトロールの人体への作用は、じつはまだごくわずかしかわかっていない。ホルモンを攪乱《かくらん》するかもしれないと示した研究もある。[*27] また、ワインは除去しきれない酵母とヒスタミンをたっぷり含むから、酵母が増殖し頭のもやもやを引き起こし、ヒスタミンが頭痛と頭のもやもやと腹のぜい肉の原因となる。

赤ワインの最大の問題として特筆すべきは、カビ毒のオクラトキシンAが含まれているかもしれないことだ。赤ワインが白ワインよりカビ毒濃度が高いのは、カビは果実の外側に生えるもので、赤は白と比べて色素とタンニンを抽出するために皮との接触時間が長くなるからだ。[*28]

ワインの楽しみが、立証された毒素とその結果のパフォーマンス低下に値するか否か。それはあなたが決めることである。

ビールは残念ながら……

悲しいことに、ビールにはアルコール飲料によくある毒素のほとんどが含まれている。ビールを飲むとパフォーマンスがガタ落ちになり、激しい食物への渇望がかきたてられ、減量するのが至難のわざになる。おまけに、あらゆる穀類の毒素と、ワインや未検査のコーヒーよりも多くのオクラトキシンが含有されている。だてにビール腹という呼び名があるわけじゃない。

炭酸ジュースはやめて、レモン水を飲む

炭酸ジュースは、猛烈な食欲を起こす高果糖コーンシロップと骨をもろくするリン酸の大供給源だ。天然甘味料を加えたソーダや、もっと危険な同類で、人工甘味料ゆえにもっと強烈な食欲をかきたてるダイエットソーダは、あなたの食事に入り込ませる余地はない。炭酸飲料のスカッとする感じが好きなら、スパークリングウォーターにレモンやライムを搾ったものを試そう。僕のお気に入りは、サンペレグリノ炭酸水だ。

スポーツドリンクより塩水が効く

スポーツドリンクは高果糖コーンシロップの主要源で、おおよそ人工着色料を加えた無炭酸ソーダといったものだ。健康食品に占めるべき位置などなく、運動能力に百害あって一利なしだ。高持久性のスポーツをしている人は、代わりに塩を少量加えた水を飲むようにしよう。

多様性が人生のスパイスというのは真実であり、さまざまな調味料を使って食事を作ることは、味わいを増すのみか、幸せを創造するためにも大切だ。スパイスを慎重に選べば、朝から晩までの気分が大いに違ってくる。特に食物への渇望がそうだ。

僕は、自分が使っていたスパイスの質がどれほど体調に影響していたかを、そして人工

甘味料と化学調味料が自分の認知パフォーマンスをひどく害していたことを知ったとき、ショックに打ちひしがれた。

しかしターメリックやオレガノ、バニラなど、無毒というより、むしろ有益な調味料もある。腸内細菌に良い天然ポリフェノールの摂取という点では、ハーブやスパイスの右に出るものはない。高品質のしかるべき食品を使い、適切に貯蔵することが大切だ。

Chapter 11

ゆでれば「薬」になり、あぶれば「毒」になる

栄養は調理しだいで変幻自在

あなたが熟練のシェフであれ毎晩テイクアウトしがちな人であれ、何かのダイエットを始めたときは新しい食事の用意にひるむことがあるだろう。僕は、ごくシンプルな完全無欠な素材の組み合わせから、手間のかかるグルメ料理までのレシピ（巻末付録）を考案することで、当てずっぽうの方法を取り除いた。

この範囲内でならどう調理して食べてもいいが、その前に**さまざまな調理法が食事に与えている影響を理解しておくことが重要**だ。

すでに読まれたとおり、僕が完全無欠ダイエットを考えだしたときの主な目的の一つは、炎症のあらゆる原因の除去だった。生食ビーガン時代に、特定の方法での調理中に形

成される毒素について多くを学んだ。それをまとめたら、食品の（特にタンパク質と脂肪の）調理法がこの体の炎症の程度にどれほど大きな役割を担っていたかが、痛いほど明白になった。

僕はさまざまな調理法の現代料理を研究しだしてから、おいしくなるよう科学的に正確な分量や厳密な手順を用いるだけでなく、最高の気分になれる食事をめざした。そして、それはうまくいった。**どの調理法が炎症を減らし、どの調理法が炎症を起こすのか明快になったの**だ。

あぶった肉は、喫煙と同程度のダメージを生む

だから完全無欠ダイエットで食品の調理法は、何を食べるかと同じくらい重要である。肉を燻製《くんせい》にしたり炒めたりグリルしたりするとき、２つの発がん性物質「複素環《ふくそかん》アミン」と「多《た》環芳香族《かんほうこうぞく》炭化水素」が生成される。複素環アミンはアミノ酸と糖とクレアチンが高温で反応する際に生じる。多環芳香族炭化水素は、肉の脂肪と肉汁が直火で焼かれるときにできて、肉の表面に付着する。

多環芳香族炭化水素の他の２つの供給源は、車の排気ガスとタバコの煙である。そう、**肉をあぶるのは喫煙と同じくらい体にダメージを与える**のだ！　約１６０℃以上の高温で

調理すると、肉はすべてこの種の発がん成分をつくり出す。その量は温度と調理時間、使った香辛料、適用した調理法によって変わってくる。

調理法に伴う問題のもう一つは、タンパク質を損なうこと。加熱され構造を失った変性タンパク質は、それ自体は毒じゃない。だが熱されれば熱されるほど変性が強まるから、タンパク質の信号を発する分子を人体が利用しにくくなる。

たとえばマウス実験で、未変性の乳清タンパク質（ホエイプロテイン）だけが、主要な体内抗酸化物質であるグルタチオン濃度を高めることが明らかになった。*1 これこそ僕がタンパク質をなるべく加熱調理しない理由だ。

調理法にまつわる最後の問題は、脂肪の酸化である。脂肪はあなたの味方、丁重に扱わねば！　すでにご承知のとおり、植物油などに多く含まれる多価不飽和脂肪酸は熱その他の化学的ストレスに大いに反応する。この種の油は細胞の突然変異を引き起こし、がんの原因にもなる化合物、ジカルボニルを生成する。*2

完全無欠な食事の用意にかかる前に、どんな調理法がこうした毒素を生み出すかを知る必要がある。以下は、貴重な食べ物を間違った調理法で損なわないよう、最も安全なものから最も危険なものへシンプルに並べている。

完全無欠な調理法

生で食べられるものは生で食べる

脂肪とたいていのタンパク質の最も完全無欠な調理法は、加熱しないこと。このダイエットではカロリーの大部分を動物性食品から摂るので、いささか奇妙に思えるだろうが、グラスフェッドの動物性食品はグレインフェッドほど寄生虫や病原菌や毒素を含んでおらず、生気味で食べてもまず安全だ。

スムージーに生卵を加えるとか寿司（醤油はつけずに）やカルパッチョをもっと食べることを考えてみよう。ほぼどんな加熱調理でも、壊れやすいオメガ3やオメガ6脂肪が酸化し、炎症を生じさせる。だから僕のレシピの多くでは、脂肪を生の状態に保つため、タンパク質や野菜を調理したあとに脂肪を加えるよう指示している。

できるだけ軽く熱する

肉を調理する最善の方法は、少量の水の中に入れ（酸化を防ぎ、脂肪と肉汁を残す）、弱火か中火にかけ（タンパク質や栄養素を壊さない）、短時間しっかりふたをする（脂肪の酸化を防ぐ）ことだ。

どんな方法を用いるにしても、きちんと調理でき、なおかつおいしく仕上げられる最小限の加熱を心がけよう。

歯ごたえを残す程度に蒸せば、栄養を守れる

スチーム（蒸すこと）は肉のごく安全な調理法で、たいていの野菜の最良の調理法だ。食品の栄養素のほとんどをダメージから守り、野菜と肉の風味を良くし、料理の幅を広げてくれる。ただしスチームは調理しすぎになりやすい。野菜をつぶれるまで蒸したら、たとえ食べやすくはなっても、多くの栄養が破壊されてしまう。

調理法

▲完全無欠

- 生食／未調理、軽い加熱調理
- アルデンテ（歯ごたえを残す程度）に蒸す、160℃以下で焼く
- とろ火で煮る、ゆでる、ポーチ（湯・だしに落とす）、軽いグリル（焦がさないようにあぶる）
- 真空調理、スロークッカー調理
- バーベキュー、電子レンジ
- 強火で炒める
- 焦がす（焼きすぎ）、たっぷりの油で揚げる

ハイリスク▼

160℃以下で焼く

糖を（植物性でも）高温で長時間熱すると終末糖化産物（ＡＧＥ）やフリーラジカルが生成される一方で、タンパク質を焼いたときは、タンパク質の結合が損なわれ、毒性のあるグルタミン酸が形成される。そして脂肪を焼けば、脂肪が酸化してしまう。

これらの反応はどれも炎症を引き起こし心身のパフォーマンスを低下させる。オーブンなどで焼くときは１６０℃以下に設定すればリスクを抑えられる。食品中の脂肪を酸化から守るために、ターメリックや緑茶、レモン、ローズマリー、オレガノを加えることも試してみよう。

肉も野菜も、ゆでるのがラクな解決策

沸騰した水は酸素をおおかた排出するので、脂肪とタンパク質の酸化を防いでくれる。肉をゆでる（煮る）と、えてして風味が損なわれがちだが、スープや細切れ肉を使う料理なら問題ない。

ゆで野菜はヘルシーだし、ゆでこぼす（ゆで汁を捨てる）手順で望ましくない反栄養素を一部除去できる。

やや注意の調理法

とろ火で煮る。長時間はダメ

とろ火（弱火）で煮込むと脂肪の酸化は防げるが、タンパク質をすっかり変性させてしまいがちでもある。短時間煮るのはかまわないが、大量の肉を長時間火にかけ煮込むのは好ましくない。とろ火で煮ることは、やりすぎなければ野菜にも良い調理法である。

真空状態で湯せんする

食材を真空パックに入れて湯せん器で加熱する調理法（真空調理）は、肉が本当に口の中でとろけるように仕上げられる。僕は10年前からキッチンに真空調理セットを常備している。素晴らしい方法だがマイナス面もいくつかある。主なリスクは、使用するビニール袋からビスフェノールAなどの化合物が食品に染み込むこと。これを避けるには、密封したガラス瓶で代用するのがいちばんだ。

真空調理を用いるほぼどんなレシピも、この調理法が与える生物学的作用にはあまり注意を払っていない。正直な話、アーティチョークを約70℃で10時間調理したらどうなるか僕らにはわからない。その調理で安全に摂取できるようになるのか、逆に安全性が低くなるのか？　肉を12時間調理したら、細菌の繁殖やヒスタミンの生成を妨げるほど高温になるのか？　これは料理の神秘を味わわせてくれる楽しい調理法だ。これで作ったものを食べたときに体調がどうなるか見てみよう。

焦がさないようにあぶる

軽いグリルは肉に確かな味わいと食感を与えつつ、毒素の生成を最小限に抑える。ちょうどよい焼き具合は、表面は焼き色がつくかつかないかで中はまだミディアムレアかレアぐらいだ。こうすれば焦げた肉に生じる毒素の形成を抑え、なおかつグリルした肉の香ばしさや歯ごたえが楽しめる。

スロークッカーは香辛料とセットで

スロークッカー（電気煮込み鍋）を使えば、簡単かつ効率的に食事を用意できるが、やはりマイナス面はいくつかある。長時間のゆっくりした調理がコラーゲンを分解し、柔らかくておいしい肉料理ができる反面、グルタミン酸が生成され、加熱しすぎになりがちなのだ。何時間もぐつぐつ煮込むつもりなら、きっちりふたをして、ターメリックやローズマリーなど抗酸化作用がある香辛料をたっぷり使い、アスコルビン酸（ビタミンC）を加えることを考えよう。

ハイリスクな調理法

バーベキューは不健康

直火や鉄板で焼く調理法、バーベキューで、肉はとてもおいしくなるが、いくつか深刻な問題も生じる。脂肪が炭に落ちると、がんや炎症を起こす複素環アミンと多環芳香族炭化水素が生成される。また、たいがいのバーベキューソースには糖とグルタミン酸ナトリウムが含まれている。

焦げるまで肉を焼く

肉を焦がしたり、スパイスをまぶして黒焼きにしたり、炭化するまで焼くと、脂肪の分子が酸化して、体内に炎症を引き起こす。酸化した脂肪はさらにホルモンの信号を撹乱《かくらん》し、インスリン感受性を鈍らせ、あなたを太らせる。これらの調理法はまたタンパク質を変性させ、免疫系を刺激し、消化をしにくくする。突然変異誘発物質や発がん性物質を生成もする。

さらに、こうした調理法では、大量にあると脳細胞が興奮しすぎて死に至る神経伝達物質、グルタミン酸を生成する。このすべてが相まって心身のパフォーマンスを低下させ、老化を早めもする。焦げた肉は決して口にしてはならない。

揚げていいことは何もない

フライにする（たっぷりの油で揚げる）のはひどく悪い調理法だ。食品を、酸化した脂肪や変性したタンパク質、糖化産物まみれにするのだから。フライ中に用いる高温は、がんのリスクを高めるたくさんの毒性合成物をつくり出す。

電子レンジは使わないのがぶなん

電子レンジで調理した食品はすっかり変性してしまう。ある研究は賛否両論ながらも、マイクロ波がＨＤＬ（高密度リポたんぱく質）、ＬＤＬ（低密度リポたんぱく質）、白血球を変化させることを示した。[*3] 電子レンジは、台所に大量の電磁場を発生させがちでもある。僕は使用をおすすめしない。

Chapter 12

空腹知らずで、「1日0・5キロ」痩せる

人生が劇的に変わる2週間プログラム

僕は完全無欠ダイエットの開発中、このダイエットからあのダイエットへとさまざまな方法に乗り換えていった。そのなかでわかったのは、新しいダイエットに慣れて、**大きく異なる食事を摂ることに体が適応し、なじんでいくのには、だいたい2週間かかる**ということだ。

これから2週間であなたの脳と体は完全無欠になっていく。食事から反栄養素を排除し、いまある限りで最も栄養豊富で満足を与えてくれる食品を摂っていくうちに、脳がすっきり冴えわたり、エネルギーが急速に増大するだろう。

おいしくヘルシーな脂肪、タンパク質、野菜をたっぷり味わいながら、どんなダイエッ

トでも当然起こると思われている欠乏感や猛烈な食欲をかきたてられずに、1日0・5キロ痩せられる。肌はつやつやになり、髪にハリとコシが戻り、朝はぱっちり目覚めて、その日に何が待ち受けていようと最高の気分で迎えられるようになる。

「ステーキやバターのような食品を摂りながらラクラク痩せられるなんて、罰当たりな間違いだと思った」と言ってきた人たちもいる。ある有名な出版社の重役などは「ちっとも腹が減らなくて、かえってつまらなくなった」からと、完全無欠ダイエットを半年やってやめてしまったほどだ。

しかし、集中力の向上とラクをしながらの減量との組み合わせこそが、完全無欠ダイエットを本物たらしめている。人間は本来こんなふうに食べるものなのだ。これであなたは自分の体をコントロールでき、生物学的な作用を調整した成果を得ることができる。

どうやって「良い食材」をそろえる?

完全無欠ダイエットに取り組むための第一歩は、**家にあるハイリスクな食品をすべて処分すること**だ。1時間かけて冷蔵庫と棚をチェックし、チップス、クッキー、加工食品、炭酸ジュース、マーガリン、人工甘味料、パン、クラッカーといったゴミをあるべき場所——ゴミ箱へ放り込もう。これらの食品が体に良くないのは明らかだ。家のそこらじゅうに置いておいて、あなたの意志力を吸い取らせるまでもない。

こんなものに囲まれていると、人間脳がラブラドール脳に乗っ取られ、「一口だけ」食べるはめに陥りやすくなる。そしてクッキーやプレッツェルの1枚や2枚はたいしたことじゃないように思えるだろうが、その1枚や2枚が、まるごと1袋を平らげさせる食物への渇望につながるのだ。

あなたはレイズのポテトチップの宣伝文句を覚えておいでだろうか？「絶対に1枚じゃ止まらない」。いやはや、ごもっとも。あいにくこのCMは、まったくの真実だ。食品を整理処分すれば、あちこちに潜むハイリスク食品に「ノー」と言うために意志力を使い果たさなくて済むし、完全無欠になるスタートが切れるだろう。

毒素を除き、脂肪の摂取を増やすことで、こんな強烈な食欲はわかなくはなるが、**誘惑をなくせば最初の数日がぐっとラクになる**。

あなたを弱らせ太らせ、パフォーマンスを下げるハイリスク食品を家から一掃したら、次はキッチンに食品を補充する。今度はおいしくて体に満足を与えるものをそろえよう。

完全無欠ダイエット・ロードマップを道案内に、完全無欠な食材に焦点を絞って、脳の中枢から呼びかけてくる〝やや注意〟および〝ハイリスク〟の食材は避けること。

あなたのショッピングカートはたっぷりのヘルシーな脂肪とタンパク質と野菜でいっぱ

いになっているべきだ。そこに、少しの完全無欠なでんぷんと、果物と、好みの調味料を加えよう。ショッピングカートがほぼ緑色でなければ野菜が不足している証拠だから、引き返して買い足すこと。

食品をネット購入しようとは考えない人が多いが、ネットは実際に買う前に、さまざまなブランドや適材をリサーチするのに、うってつけの方法だと僕は思う。

地元農家の直売は、地産でオーガニックで持続可能な野菜の最良の供給源であり、しばしば動物性食品の重要な選択肢でもある。

こうした選択肢が近くになければ、**ネット購入と地元の食品店で見つかる最高の食品の組み合わせを試そう。**やっつけの料理やファストフードの誘惑から逃れるため、なるべく多くの完全無欠な食品でキッチンを満たすように。

あなたの「ハイリスク食品」をつきとめる

食品過敏症の原因は、特定の食品への免疫反応か、体内にその食品を適切に消化する酵素がないことだ。食物に反応した体は、炎症性タンパク質とコルチゾールを放出して、低度の慢性炎症を起こす。この種の炎症は消化を損なったり、関節痛や頭痛や食物への渇望を起こしたり、頭をもやもやさせたりする。また脳の特定の部分（視床下部）に作用してインスリンおよびレプチン抵抗性をつけるから、体重増のきっかけにもなる。

炎症の低減は、完全無欠ダイエットも含め、どんな減量プログラムにも不可欠だ。残念ながら、低度の慢性炎症がある人のほとんどは、この症状と原因の食品とを結びつけていない。

人はそれぞれ異なる生化学をもっているので、あなたはどの食物にも「平均的な人」とは異なる反応を示す。グルテンやマーガリンのように万人にハイリスクな食品もあるが、これらさえ人によって影響の大きさが違ってくる。やや注意の食品は有効なこともあれば有害なこともある。後者の場合、その食品はあなたにとってはハイリスクだということだ。

たとえば赤ピーマンは、元気の素になる人もいるが関節痛を起こす人もいる、やや注意の食品だ。特定の食品があなたにはハイリスクだが他の人には違うのは、あなたにその食品の過敏症やアレルギーがあるということだ。

食品過敏症のほぼ完全なリストを入手する最も手っとり早い方法は、食物アレルギーを調べるＩｇＧ（免疫グロブリンＧ）／ＩｇＥ（免疫グロブリンＥ）血液化学検査を受けることだ。あなたが敏感な食品をリストアップした調査報告が、つまり、あなた専用のハイリスク食品一覧が手に入る。これの唯一の弱点は、食品への抗体がなくても白血球を増殖させる免疫型過敏症が、アレルギー血液検査では検知できないことだ。それでも検査料を払っていいなら、これはこれで貴重なデータである。

合わない食事は脈拍を上げる

だが、あなたは無料の携帯アプリを使って、自身のハイリスク食品の完全なリストを入手することもできる。もっと多くの人が、ラブラドール脳を支配的にするハイリスク食品を避けることを学んだら、きっと人はもう少し楽しく優しくなれる。僕はそんな願いを込めてこのアプリを公開した。

食物探知無料アプリ「完全無欠フード・ディテクティブ」（Bulletproof Food Detective 英語）は今日までに5万人以上の助けになってきた。あなたもその1人になってほしい。このアプリは、人がアレルギー物質を食べると脈拍が予測数より少なくとも1分あたり16回上昇するという、アーサー・F・コカの研究にもとづく方法を用いた食物アレルギーテストだ。[*1] ハイリスク食品を食べてすぐは、目に見える症状は出ないかもしれないが、**体は1時間半にわたり脈拍を上昇させる反応を示す**のだ。

iPhone版アプリは特定の時間帯にカメラセンサーで手早く脈拍を測定できるのに対し、アンドロイド版は同じ時間帯に脈拍数を入力する仕組みになっている。また、手ごろな値段でPOLAR（ポラール）ハートレートモニターを利用してもいい。

「完全無欠フード・ディテクティブ」アプリの使い方は、まず朝一番の脈拍を測り、ベースになる休眠期の心拍数を確認する。そして食事前に食事の内容を記録してから、また脈拍数を測定する。食後はアプリが30分ごとに1時間半にわたって心拍数を測れと指示を出してくる。テスト終了後、その食事が過敏症を引き起こしていたら、赤いX印が表示され、そうでなければ緑色のチェックマークが付けられる。

アレルギー反応が出たら、ほかの食材に変える

15年前には、過敏症の食物の探索は、6カ月もの長期間の大変な除外食実験を行なうほかなかった。だから、ほとんど誰もしなかった。また当時たいていの人は、ほぼ健康でも変則的な症状や猛烈な食欲や体重増をもたらす食品過敏症にかかってもいる、という状態を理解できなかった。

さて現在まで時間を早送りしよう。いまやバイオハックを可能にするテクノロジーはスマホに備わっている。スマホを持っていない、昔ながらの方法が好ましいなどの場合は、自分で心拍数を測って記録し、あれこれ食品を摂ったあとの心拍数の変化のパターンを調べてもいいだろう。

食物探知アプリを使いだすのに最適な時期は、2週間ダイエットの実施中だ。毎食がア

レルギー反応を起こす危険の少ないクリーンな食事なのだから。

ふつうの食事を摂っている時期は、たとえ食前・食後の心拍数を追跡していっても、多種多様なやや注意およびハイリスク食品が含まれているから、どれに反応したのか見当がつかないだろう。2週間プログラムに従って完全無欠な食品だけを摂りつづけていれば、アレルギー反応が出たとき、どの食品がじつは自分にとってはハイリスクなのか見当がつけやすい。

食材にアレルギー反応が出た場合は、同じ主要栄養素を含む別の食材に置き換えてみよう。たとえば、卵を食べると脈拍が速まるなら、やはり高タンパクで良質の脂肪が豊富なスモークサーモンとアボカドに置き換えて様子を見ることだ。

夕食は昼食から6時間「以内」にとる

2週間のプログラム中は完全無欠断続的ファスティングを行なうから、毎日の朝食は、おいしく満足を与えてくれる完全無欠コーヒーを飲むことになる。これは空腹感と強烈な食欲のスイッチを切り、朝のエネルギーを大いに高め、脳と体に燃料を与えてくれる。

もしあなたが40歳以上の女性か、たくさん減量する必要があるか、完全無欠コーヒーだけでは満足できないなら、25〜30グラムのタンパク質を加えるのは良いアイデアだ。

その後の時間は大量の野菜、たくさんのヘルシーな脂肪、ほどほどの量のタンパク質、そして夕食中または夕食後に少量のでんぷんを、2回の食事で集中的に摂取しよう。

完全無欠断続的ファスティングで最大の成果を得るには、昼・夜2食をだいたい6時間以内の間隔で摂るべきだ。とすると、午後7時に夕食を摂るつもりなら、昼食は午後1時まで食べてはいけないことになる。

夕食がふだんもっと遅いなら、昼食も遅くすべきだ。厳密にこれを守らなくても成果は得られるが、**2食の間隔を6時間以内にする日が多ければ多いほど成果もそれだけ大きくなる**。炎症がさらに軽減され、エネルギーと脳のパワーがいっそう高まっていく。ただし間隔を守れないからといって、食事を抜いたりはしないこと。

どんな「おやつ」なら食べていい？

週に1回ずつ（6日目と13日目）、完全無欠タンパク質ファスティングを試す機会がある。実年齢よりずっと若く感じ、見え、考えるために「細胞のゴシゴシ洗い」をやりとげるには、これらの日のプログラムを守り、推奨された食事を摂ってタンパク質の摂取を制限することが重要だ。これは炭水化物を追加摂取する機会でもあり、この日の献立に最も有益で完全無欠な高炭水化物・低タンパク食を含めることに僕は力を注いだ。

食事中に満足できる食べ物をあまり摂取していない人は、おやつで一時的に小腹を満たすのに慣れっこになっているかもしれないが、これでは食欲が刺激され逆効果だ。日がな一日何かを口にしているより、2食または3食しっかり摂るほうが、空腹ホルモンの放出が最小限に抑えられ、少しずつ小腹を満たして空腹を引き延ばすよりも満足感を保てるのだ。

これこそ完全無欠ダイエットが空腹感をハックする方法の一つだ。結果として、この食事法では、おやつはもはや誘惑にならない。ラブラドール脳が「餓死しそうだ」と思うことはなくなるから、間食する気など起こらない。

2週間プログラム中に**おやつが欲しくなることがあるとしたら、たぶん休憩してものを食べるのに慣れているからにすぎず、実際の身体的な空腹感からじゃない**。間食したくなった場合は、仕事に一息入れよう。ちょっと深呼吸するか10分ほど散歩に出るのもいい。それが効かなければ間食してもいいが、ありがちな高炭水化物のおやつじゃなく、満足感を与えてくれる高脂肪のものにしよう。

以下、いくつか完全無欠版おやつのアイデアを挙げておく。

・完全無欠コーヒーのおかわり（午後2時より前なら可）
・チョコレートパウダーをまぶしたバター大さじ1杯

・薄切りセロリやキュウリ、アップグレード・ワカモーレ添え
・とてもダークな（カカオ85%以上）ヨーロッパ産高品質チョコレート
・セロリスティック、アーモンドバター添え（アーモンドバターが体質に合えば）
・アーモンドバターと同量のバターにチョコレート風味を添えるココアパウダーを混ぜる。野菜に塗るもよし、そのままスプーンで食すもよし！

未知のパフォーマンスを手に入れる「2週間プログラム」

完全無欠ダイエットの2週間プログラムは毎日食べるものにあいまいさを残していない。食事を大きく変化させることで、いかに気分爽快になるか、どれほど見かけが大きく変わるかに意識を集中していってほしい。リストから食事を選んで付録のレシピを参照のうえ作ること。

また、レシピの材料の分量はあくまで一度に作る目安であり、1人前の量ではない。あなたの1人前の量は体の欲求にもとづき、睡眠の質や気候、その日したこと、新陳代謝で自動的に調整されていく。満腹するまで食べよう。自分の体内エネルギーの調整機能をそろそろ信頼すべきときだ。

この2週間で、あなたは高次のパフォーマンスとパワーを初めて味わうことになる。減

量すると同時に毒素を排出するにつれ、自分が大きく変わっていくのがわかるだろう。以下の昼食、夕食、デザートのリストから毎日1品を選ぼう。そう、お望みなら毎日でもデザートを食べられるが、市販のデザートとは別物だ。

選択肢が充分あるからバラエティ豊かな食事ができ、不足を感じることはない。

これらの食事には「スモークサーモンとアボカド〝なんちゃって寿司〟」や「スモークサーモン・バターのおつまみ」のように超簡単でパパッと作れるものも、多少は時間と手間がかかるものもある。最初の2週間の食事を選ぶ前にレシピをじっくり検討し、必要な材料を知っておくこと。

6日目と13日目はタンパク質ファスティング日にあたる。この日は通常の完全無欠食ではなく完全無欠タンパク質ファスティング食のリストから選ぶこと。

たしかに、労力と計画をちょっと要するが、驚くべき抗炎症性とエネルギー上昇という成果はそれに値する！

完全無欠メニュープラン

以下が、これから2週間あなたが食べるおいしい食事の一覧だ。

各カテゴリーから毎日1品ずつ選ぶだけで、体調も体型もパフォーマンスもかつてなく良好になっていくはずだ。

完全無欠ブレックファスト ＊どれか一つ選んで、起き抜けか、朝食を摂り慣れた時間に食べること

・完全無欠コーヒー ▼付録1ページ
（注：もしあなたが40歳以上の女性か、かなり太りすぎなら、コーヒーを飲んだあとにタンパク質を少量摂ってほしい）
・ノーコーヒー・バニララテ（コーヒーが嫌い、または飲めない人に）▼付録2ページ
・バターとMCTオイルを混ぜた緑茶（ただし完全無欠コーヒーほど強力ではない！）

完全無欠ランチ ＊どれか一つ選んで、前日の夕食から15～18時間後に食べること

・スモークサーモンとアボカド〝なんちゃって寿司〟▼付録2ページ
・スモークサーモン・バターのおつまみ ▼付録3ページ
・完全無欠ポーチドエッグ、緑の野菜炒め添え ▼付録3ページ
・完全無欠タコサラダ ▼付録3ページ
・完全無欠ミートボール ▼付録4ページ
・完全無欠スープ ▼付録4ページ
・完全無欠オムレツもどき ▼付録5ページ

・アップグレード・ケール・シェイク▼付録5ページ

・完全無欠エッグベネディクト▼付録6ページ

完全無欠ディナー

＊どれか一つ選んで、ランチの5〜6時間後に食べること

・完全無欠ハッシュポテト▼付録6ページ

・豚わき腹肉《ローストポークベリー》野菜添え▼付録7ページ

・完全無欠ローストビーフ、芽キャベツ添え▼付録7ページ

・完全無欠ビーフシチュー▼付録8ページ

・子羊背肉《ローストラムラック》野菜添え▼付録9ページ

・完全無欠豚肩肉ほろほろ煮込み、野菜付け合わせ添え▼付録9ページ、野菜付け合わせは左のリストから

・オーブンバーガー、野菜付け合わせ添え▼付録9ページ、野菜付け合わせは左のリストから

・完全無欠焼き魚、野菜付け合わせ添え▼付録10ページ、野菜付け合わせは左のリストから

野菜付け合わせ

・緑の野菜炒め▼付録3ページ

・カリフラワーとベーコンのマッシュ▼付録10ページ

・〝チーズ風〟カボチャ▼付録10ページ
・野菜のクリームあえ▼付録11ページ
・ターメリックとジンジャー風味の焼きブロッコリ▼付録11ページ
・ライムと香菜風味のカリフラワー〝なんちゃってライス〟▼付録11ページ

完全無欠デザート ＊夕食のすぐあとに食べること

・クリーミーココナッツ〝いただき！〟アイスクリーム▼付録17ページ
・完全無欠カップケーキ▼付録17ページ

「完全無欠タンパク質ファスティング」メニュープラン

6日目と13日目には以下の献立が、エネルギーをいっそう高めながら、体をより効率的にデトックス（解毒）してくれる。

完全無欠タンパク質ファスティング・ブレックファスト ＊どれか一つ選んで、起き抜けか、朝食を摂り慣れた時間に

・完全無欠コーヒー▼付録1ページ

・ノーコーヒー・バニララテ（コーヒーが嫌い、または飲めない人に）▼付録2ページ
・バターとMCTオイルを混ぜた緑茶（ただし完全無欠コーヒーほど強力ではない！）

完全無欠タンパク質ファスティング・ランチ　＊前日の夕食から15～18時間後に
・アップグレード・ケール・シェイク▼付録5ページ
・完全無欠サツマイモ・ジンジャー風味スープ▼付録12ページ
・アップグレード・レタス・サラダ、焼きニンジンフライ添え▼付録12、13ページ
・キュウリやセロリの薄切り、アップグレード・ワカモーレ添え▼付録16ページ

完全無欠タンパク質ファスティング・ディナー　＊ランチの5～6時間後に食べること
・アップグレード・レタス・サラダ、レモンライス添え▼付録12、15ページ
・完全無欠豆抜きダルカレー▼付録14ページ
・完全無欠ニンジンとフェンネルの米入りスープ▼付録15ページ
・焼きいも、アップグレード・ワカモーレ添え▼付録15、16ページ

完全無欠タンパク質ファスティング・デザート　＊夕食のすぐあとに食べること
・完全無欠ベリーボウル▼付録18ページ

トラブルシューティング

このメニュープランを厳守すれば、2週間、最高の気分でいられるが、うまくいかないなら、2つの元凶があると思われる。

もしもあなたがこれまで低脂肪・低カロリーの完全ベジタリアン食をしていたなら、あなたのラブラドール脳は、自分の体が貴重でヘルシーな脂肪に飢えていることがわかっているので、脂肪を食べすぎるよう体に命じるかもしれない。

だが問題は、体内の脂肪消化システムがずっと休んでいたら、存分に機能させるまでに1週間~1カ月はかかることだ。体が脂肪を活用する準備を整える前に脂肪を摂取しすぎると、完全無欠ダイエットの実践者たちの言う「悲惨なパンツ」状態になり、パフォーマンス向上とは言い難い結果に陥ってしまう！

MCTオイルは悲惨なパンツに最大の影響をもたらす強力な食材だ。コーヒーにMCTオイルを加える際は、ゆっくりとやること。小さじ1杯から始めて徐々に増やしていこう。多ければいいわけじゃない！

Chapter 13

生涯「完全無欠」宣言

2週間プログラムをやり抜いたあなたは、体重を減らすと同時にエネルギーレベル、集中力、パフォーマンスが変化したのにも気づくはずだ。2週間の完全無欠ダイエット後に僕がまず提案したいのは、外食してピザでも中華でも、この2週間いちばん食べたかった栄養学的にハイリスクな料理をたらふく食べることだ。ビールや赤ワインで流し込もう。

とんでもないと思うだろうか？　だが完全無欠の感覚を味わったいまこそ、ハイリスク食品を食べたときとの体調、見かけ、パフォーマンスの差を自分に見せつけておくべきだ。それを食べるとだるくなり疲れ、むくみ、注意散漫になるのでは？　炎症でズボンがちょっとキツい？　いま食べたばかりの糖分が猛烈に欲しくなるとか？

実際のところ、完全無欠になる前はずっとそうだったのだが、いつものことだから何とも思っていなかったのだ。いまや別の感覚をあなたは知ったわけである。

今後、必要なすべての情報をあなたは手に入れた

僕はこの道に踏み出したとき、週に1度「ズルをする日」を自分に許したが、その週の残りの体調を犠牲にするに値しないとすぐ悟った。もっと良い選択をして1週間ずっと気分爽快でいられるのに、なぜわざわざズルをして体調の回復に週の半分を費やす必要がある？　ちょっとの食べ物の楽しみで週の数日のエネルギーを落とすなんてもったいない。おいしく、かつ体調をすこぶる良好にする食べ物を見つけるのがベストだ。

低レベルのパフォーマンスに逆戻りするか、完全無欠状態を今後の基準に、来る日も来る日も最高のパフォーマンスをたたき出すか——それはあなた次第だ。

後者を選ぶなら、まだ旅は始まったばかり。これからずっと栄養豊富で味わい深い完全無欠食品を楽しみつつ、体重を減らし元気を保っていってほしい。完全無欠ダイエット・ロードマップをたどりながら体質に合うさまざまな食品を見つけてメニューに加えていこう。そうして、以後ずっとロードマップに示された食材を活用すること。

だが生涯完全無欠とは、永遠に2週間のメニュープランに、または完全無欠食品リスト

に食事を制限することじゃない。完璧とはいかなくてもベターな選択をくり返して結果を得ていくことだ。

この本には、あなたが求める結果を出すのに必要なすべての情報がそろっている。

あなたは自分が口にする食品を選ぶたび、パフォーマンスを向上させるか、体を弱らせ意志力を奪わせるかを決められる。完全無欠になるとは黒か白か二極の決断じゃなく、もっと幅が広い。完全無欠食品をたくさん食べるほどに体調も体型も良くなり、ハイリスク食品を多く摂るほどに太りやすく短気になりやすく、頭がもやもやもしやすくなる。単純なことだ。

これまで自覚がなかっただけで、あなたはある意味ずっと完全無欠ダイエットを実践してきたのだ。まずい選択をして、ハイリスク食品をしこたま摂ってきたとしても、それはロードマップも、マップ上を進むのに役立つツールもなかったからだ。今後のすべての食事はパフォーマンスを向上させ、もっと完全無欠になるためのベターな選択の機会になる。

映画を観るときは、ポップコーンを食べればいい

メンテナンス・モードであなたがいじれる変動要素は、以下の3つ。

「食べる〝やや注意〟食品の数」

「ロードマップ上の『怪しげな地帯』（ナッツ類、でんぷん質、果物）を訪れる回数」

「完全無欠タンパク質ファスティングの頻度」

炭水化物を食べたければ、夕食にもう少したくさん摂るのもいい。ズボンがきつくなったら、またやめるまでのことだ。すごく食べたければ、あなたの体はいまや回復が早く、対応可能になっているから、朝食にでんぷん質を摂ってもいい。

いま僕がいるロードマップのエリアに新鮮な果物はあまり出まわらないが、ついつい夏の盛りに産地に旅して果糖を1日25グラム以上摂取しても悔やんだりはしない。食物への渇望がいくらか増すだろうが、このリスクには心得があるので慌てず対処できる。これで若干増えてしまった体重を減らしたくなったら、食事中の果物をまた切り詰めて完全無欠なデザートだけ食べればいい。

メンテナンス・モード中は、調子が良ければ、朝食に完全無欠コーヒー以外にも何か摂取し、たまにだけ完全無欠断続的ファスティングをするのも可能だが、むしろ朝食を作って食べるよりラクだから、毎日ファスティングで通すほうが好ましいだろう。

実際、僕が朝食で楽しめるのは、良質なベーコンとアヒルの卵のような最高の料理だけだ。でなければ完全無欠断続的ファスティングをするほうが気分がいい。2週間、完全無欠コーヒーだけで通したあとで、追加の朝食を摂ったときの体調と比較し、最も体調が良くなり、求める結果が得られる方法に決めてほしい。

僕はもう「ズルをする日」を設けていないが、あえて体調を崩してもハイリスク食品を摂るときがある。家族と映画を観る夜は良質のバターを溶かしたポップコーンを食べることもある。翌朝は集中力ががた落ちになる……が、映画の夜だったのだから仕方がない。もちろん、翌日に大事なミーティングがあれば、こんなことはしない。

あなたもポップコーン（その他ハイリスク食品）か翌日の最高のパフォーマンスか、どちらを重視するかで選択を下すことができる。たとえ「ズルな」食品を食べざるを得なかったとしても、禁を犯したとは考えないこと。それでもまだダイエットはつづいている。

少しの違いに問題はなく失敗と思わなくていいが、実際に体重が増え、パフォーマンスが落ちてきたら、やはり手綱を締めるべきだろう。そんなときは2週間プログラムに立ち返り、改めて完全無欠ダイエットの原則を復習してほしい。

合う食べもの、合わない食べものの見つけ方

メンテナンス・モードで最大の成果を得たければ、完全無欠ダイエットの主要原則をなるべく忠実に守ること。すなわち、一日の始まりに完全無欠コーヒーを飲み、ほぼ毎日、

完全無欠断続的ファスティングに従い、週に1度タンパク質ファスティングを行ない、ほとんどつねにハイリスク食品を避けることだ。

メンテナンス・モード突入後の最大の変動要素は、やや注意食品をもっと多く食べ始めるかどうか。ロードマップに示された食品への反応は人によりけりだ。祖先がどこから来たかで、遺伝的に特定の毒素をよく分解できたりする。アイルランドのようなジャガイモの産地に祖先が住んでいた人はアジア出身の祖先をもつ人より、ジャガイモに含まれるレクチンの分解がうまいだろう。ただし、これは絶対ではない。人の血筋はたいがい混ざり合っていて、祖先の出自もはっきりしないことが多いからだ。

あなたのパフォーマンスを低下させるやや注意食品が5つあるとしよう。そのうち1つか2つ排除するだけでは、体調にも体型にも変化は現われない。だから何が自分を弱らせる変動要素かには気づきにくい。さらに面倒なのは、あなたがある食品に敏感でも症状がただちに出るわけではないことだ。最長で1時間半にわたる脈拍上昇という反応は起こるが、身体的な変化に気づくまでは数日かかることがしばしばだ。

ご記憶だろうか、**僕はグルテンを摂取してその作用を感じるまでに48〜72時間のタイムラグがあった**。長さは人によるが、ハイリスク食品を摂ってから影響が出るまでに時差があることは多い。

摂取するやや注意食品によって、驚くほど好調になることも、逆にパフォーマンスが落ちることもあり得る。あなたはジャガイモをたらふく食べたら元気になるラッキーな人かもしれないが、どうやって確かめればいいか。

どのやや注意食品がパフォーマンス低下の犯人か断定するのに最適の時期は、2週間プログラムの完了直後だ。やや注意食品とハイリスク食品を2週間ほぼ排除したから、あなたの体は白紙の状態になっている。

プログラム終了後、やや注意食品を1度に1品ずつ食事に加えていこう。完全無欠《ブレットプルーフ》フード・ディテクティブを使って、新しいやや注意食品を含む食事ごとに食前・食後の脈拍をチェックしよう。これであなたがどの食品に敏感かを正確に把握でき、いっそうの成果を挙げられるよう完全無欠ダイエットをカスタマイズできる。

どの食品に敏感かがわかれば自由に世界へ飛び出していき、自分の体とパフォーマンスに最善の選択を行なうことができる。これまで感じたことのないエネルギーと決意、集中力に満たされたとき、あなたはどんなことができるだろうか？

おわりに
アップグレードした人生でなすべきこと

2週間プログラムを忠実に守ったあなたは、きっとかつてないほど気分が良くなり、新しい人生の原則となる最高の選択をしていくことができる。そういう気分の良さをいつも感じているか、さもなければ感じない原因をつきとめ、その状態へ戻るのに必要な情報をすべてもっている。パフォーマンスを向上でき、かっこいい体を見せびらかせるばかりか、想像もしなかったほど丈夫で回復力に富むようになれるということだ。

たいていの人はこんな気分になれるのを忘れているか、経験したこともない。**あなたがこのダイエットで達成できるレベルの集中力を知ることなく一生を送る。**

その違いは彼らにはわからないが、あなたにはわかる――これは天からの恵みなのだ。せっかくこれだけエネルギーとスタミナが高められたのだから、あなたには自分の時間に値することをする義務がある。新たに発見されたパワーを、ただカウチでくつろいだり、自分の体に見とれるだけに費やしてはならない（オーケー、毎日ほんの数分なら鏡を見てもいい）。代わりに、有意義なことをするため、世界を変えるため、人生をもっと良くするために時間を使ってほしい。

僕がたくさんの情報をサイトで無料公開しているのには理由がある。体調を崩し、脳を思うように動かせないでうんざりしながら何年も過ごしてきたが、いまや自分の足を引っ張っていた体重と脱力感から解放され、心からありがたく思っている。ほかの誰にも僕がしてきた苦労をしてほしくない。だから、この情報をより多くの人と共有したい。

自分をハッキングして完全無欠ダイエットと、これが有効な理由を発見するのに長い年月と大金を費やすはめになって不運だったが、僕がしたのだから、みなさんはしなくていいわけだ。どうかご友人とこの情報をシェアして、建設的なことをするのに完全無欠な心と体を使って、恩送りをつなげていってほしい。

あなたは食べ物についての本を読了しつつあるわけだが、そのじつ完全無欠ダイエットの目的は、食べ物を変えることじゃない。あなたが口にする食品は手段にすぎず、このダイエットの目的は、もっと良い親になること、もっと創造的なアーティストに、もっと有能なCEOに、もっと精力的な教師になることだ。完全無欠ダイエットは人間脳のスイッチを入れ、パワフルな状態で長時間過ごせるようにする方法なのだ。

あなたが完全無欠になり、目覚ましい達成をとげる様子を聞かせてもらうのを楽しみにしている。さあ、お元気でますますのご活躍を！

訳者あとがき

バターコーヒーを飲むことを中心とした「完全無欠《ブレットプルーフ》ダイエット」が、いまや世界的に評判となっている。

何それ、ぎとぎとバターでダイエット？　信じられない。日本にはコーヒーにバターを入れる文化などなく、そう思われても無理はない。だが実際、このアメリカのＩＴ起業家でバイオハッカー（自分の体を数値化＆徹底分析する人）が開発した方法は、驚くなかれ、多数のメディアで話題となり、セレブがこぞって実践するなど大ブームだ。

ダイエットのあらましは、プログラムに従った１日３食を２週間つづけ、朝食はバターコーヒー（完全無欠コーヒー）にするというもの。

開発者はシリコンバレーの寵児《ちょうじ》だったが、肥満と体調不良に悩まされ自分の体で実験、心身のパフォーマンスを向上させる方法をさぐった。世界レベルの医学博士、生化学者、栄養士の研究を総合してたどり着いた集大成が、本書『シリコンバレー式自分を変える最強の食事』である。

これを開発実践して「毎日0・5キロ痩せ、IQを20ポイント上げ、健康を回復した」著者デイヴ・アスプリーは、現在このプログラムの紹介サイト「完全無欠エグゼクティブ(bulletproofexec.com)」のCEOとして普及に努めている。

理論面としては、著者は多数の研究を参照総合し、最新の知見を反映させている。たとえば、このダイエットの一部は、すでに日本でも流行《はや》っているケトン式食事法と同様の原理で組み立てられている。

炭水化物(パンや白米、パスタなど)の摂取を減らして中鎖脂肪酸(ココナッツオイルなど)を多く摂取することによって、「糖ではなく脂肪を燃やしてエネルギーに変える有益な状態」をつくりだすというものだ。

本書の2週間プログラムでは、炭水化物は毎日30グラム以下(白米でいうとお茶碗半分程度)に抑え、週に1日は100~150グラム程度(お茶碗2~3杯程度)摂ることを推奨している(ただし夜に限る。また、大きく減量したい人は当然、炭水化物を減らすほど効果が出やすい)。

そしてもう一つ著者が重視しているのが断食(ファスティング)だ。一般には1日おきの断食や、朝食抜きで昼過ぎまで食事を摂らない断続的ファスティングの減量効果や集中力増強効果が知られている。だが、ビジネスパーソンがこんなことをしていては、空腹で午前中のパフォーマンスはがた落ちになる。

そこで著者が考案したのが、朝、1杯のバターコーヒーを飲むという方法なのだ。腸内の「痩せ型」細菌を養う抗酸化物質が豊富でインスリン感受性を高める（血糖値を安定させる）などの効果があるコーヒーに、バター（大さじ2杯まで）とココナッツオイル（大さじ2杯まで）を混ぜて良質の脂肪を摂取するというものだ。良質の脂肪を充分に摂っている限り、脳はむやみに空腹感を起こさず、ファスティングの状態が持続するので、腹を空かさずに断食のメリットが得られる。

使うバターはグラスフェッド（牧草飼育）の牛からとれたものがベストだが、なければ、ブレス産バターやイズニーバター、セーブルバター、エシレバターなど飼料のよく管理されているＡＯＰ認証のものや、できるだけ牧草飼料の割合の高い高品質のバターがおすすめとのこと。白いバターより黄色いバターのほうが栄養豊富だという。

バターの入手が難しい（あるいはバターが好きじゃない）場合はココナッツミルク大さじ4杯とＭＣＴ（中鎖脂肪酸）オイル大さじ1～2杯でも代用できる（ＭＣＴオイルは、いきなり多く摂るとお腹がゆるくなることもあるので、分量は様子を見ながら調整してほしい）。

そして昼食をたとえば13時ごろに摂ったら、夕食はその後6時間以内に摂るのが望ましいので、19時ごろに摂ることになる。これで次の日の13時までバターコーヒー以外飲まなければ、夕食から次の昼食まで18時間のファスティングができて、大きな減量効果や集中力増強効果が期待できるというわけだ。

ほかにも、最新の食の科学を説きながら、野菜はできるだけ大量に食べること、できるだけ「毒」の少ない食材を選ぶこと、グラスフェッドの肉を食べることなどをすすめている。特にニュージーランドやオーストラリアの牛などは牧草主体で育てられているようだ。

とはいえ著者は、本書のノウハウは「0か100か」の方法ではなく、良いものを少しでも多く、悪いものを少しでも少なく摂るための道しるべだといっている（著者自身、本書のノウハウでは推奨できないポップコーンなども、家族で映画を観たりするときには食べるという）。また、人はそれぞれ異なる生化学をもっているから、人がある食物を食べたときの反応は一様ではないとも。

だから、神経質になりすぎることなく、できるだけ質のいいものを食べながら、自らの気分や体調の、良い変化や悪い変化をよく観察していくことで、自分にとっての「最強の食事」を見つけてほしい。

なお、食材等の関係で日本に合わない記述は、著者と相談のうえで変更または割愛させていただいた。

しかし特に、アメリカ人は睡眠薬より多用するという「快眠をもたらす」サプリメントについては、詳しい情報がサイトにあるので、もし内容を知りたければ参照してほしいとのことだ（英語）。http://www.bulletproofexec.com/how-to-hack-your-sleep-the-art-and-science-of-sleeping/

最先端の食の百科事典ともいうべき本書の情報を、ぜひ有意義に活用していただけると幸いである。

［著者］
デイヴ・アスプリー（Dave Asprey）
1970年生まれ。IT起業家、マーケター、投資家、そして自分の心身を劇的に改造したバイオハッカー。ウォートン・スクールでMBAを取得し、ｅコマース（電子商取引）を史上初めて行うなどシリコンバレーで成功するも肥満と体調不良に。その体験から、ITスキルを駆使して自らの体をバイオハッキング（＝数値化＆徹底分析）、世界トップクラスの医学博士、生化学者、栄養士等の膨大な数の研究を総合し、自己実験に30万ドルを投じて心身の能力を向上させる方法を研究。その集大成が本書である。現在はブレットプルーフ・エグゼクティブCEOを務める。自らもIQを20ポイント上げ、50キロ痩せたその画期的なアプローチは、LAタイムズ、フォーブス、CNN、ABCニュース、ヴォーグ等、数多くのメディアで話題に。いまやハリウッドスターからトップアスリートまで数々のセレブリティが実践するなど、全米で大ブームになっている。医師のラナ夫人も著書を持つ健康のスペシャリスト。

［訳者］
栗原百代（くりはら・ももよ）
1962年東京生まれ。翻訳家。早稲田大学第一文学部哲学科卒業。東京学芸大学教育学修士課程修了。訳書に『相性のよしあしはフェロモンが決める』（草思社）、『レイチェル・ゾー・LA・スタイル・A to Z』（メディアパル）、『資本主義が嫌いな人のための経済学』（NTT出版）、『しまった！』（講談社）など。

シリコンバレー式
自分を変える最強の食事

2015年９月17日　第１刷発行
2015年10月２日　第２刷発行

著　者――デイヴ・アスプリー
訳　者――栗原百代
発行所――ダイヤモンド社
〒150-8409　東京都渋谷区神宮前6-12-17
http://www.diamond.co.jp/
電話／03･5778･7232（編集）　03･5778･7240（販売）
装丁――――井上新八
本文デザイン―荒井雅美（トモエキコウ）
本文DTP――キャップス
校正――――円水社
製作進行――ダイヤモンド・グラフィック社
印刷――――信毎書籍印刷（本文）・共栄メディア（カバー）
製本――――ブックアート
編集担当――三浦 岳

ISBN 978-4-478-03967-0

本文中に＊で示した部分については、参考資料一覧の
PDFファイルが、以下のURLよりダウンロードできます。
http://www.diamond.co.jp/go/pb/bulletproof_notes.pdf

付録
完全無欠レシピ集

完全無欠ダイエットが生活のあらゆる場面で、あなたがかっこよく元気いっぱいになるのをどう助けるか、その詳細をすべて知ったからには、いまや元気の出るおいしい料理をしはじめる頃合いだろう。

以下は、しごく簡単なうえパフォーマンスを目覚ましく高められる、僕のとっておきのレシピだ。

　当然ながら料理の質は使う材料の質で変わってくる。オーガニックでグラスフェッドの動物性食品やオーガニック農産物など、見つけられる限りで最高の食材を使えば、レシピはさらに効果を発揮する。バターはできるだけ牧草飼料の割合が高いものを探すこと。思いきり楽しんでほしい！

※訳注：分量は一度に作る量の目安で、1人前ではありません。アメリカ式の多めの量になっているので、各材料間の比率はそのままで半量、1／4量などを試してみてください。

完全無欠コーヒー

　低脂肪ヨーグルトとシリアルを朝食にしている丸ぽちゃでくたびれた同僚を尻目に、マグ1杯のクリーミーな完全無欠コーヒーでハイパフォーマンスの活力を味わおう。なんかもうズルいよね。

■完全無欠コーヒー公式レシピ

・アップグレード・コーヒー豆で淹れた熱々のコーヒー……2杯
・グラスフェッドの無塩バター……大さじ2まで（空腹感により調整）
・ブレイン・オクタン・オイル（C8・MCTオイル）……大さじ2まで（空腹感により調整）
※アップグレード・コーヒー豆とブレイン・オクタン・オイルは著者のサイト（http://www.bulletproofexec.com）で販売している（英語）。

■バターコーヒー基本レシピ

・良質の豆で淹れた熱々のコーヒー……2杯
・良質の無塩バター……大さじ2まで（空腹感により調整）
・ココナッツオイル……大さじ2まで（空腹感により調整）
※バターが入手不可の場合、コーヒー1杯にココナッツミルク大さじ4とMCTオイル大さじ1～2で代用できる（1人前）。

■ 追加オプション

・シナモン（最高品質のみ使用）
・バニラパウダー
・チョコレートパウダー
・ステビア、エリスリトール、またはキシリトール（お好みで）

コーヒーを淹れるのにはなるべく金属メッシュのフィルターを使う。フレンチプレスが好適。抽出する間にブレンダーを熱湯であらかじめ温めておく。コーヒーができたらブレンダーの湯を捨て、コーヒー、バター、MCT またはココナッツオイルを入れる。ふたをしたうえで液体が漏れないようふきんで押さえ（熱いコーヒーが天井に飛び散ったら大変だ！）ラテのように泡がこんもり上にたまるまでブレンドする。お好みでシナモン、バニラ、ダークチョコレート、もしくは甘味料を加える。

ヒント
ブレンダーがなければハンドミキサーで代用可。ただし、強力なブレンダーのようなたっぷりの泡は作れない。

ノーコーヒー・バニララテ

このクリーミーなホットドリンクは、妊娠中などでコーヒーを飲めない人の申し分のない代用品だ。

もともと薬草として使われていたバニラは、ほかのたいていの食品より抗酸化物質を多く含んでいる。

・熱湯……２杯
・良質の無塩バター……大さじ２まで（空腹感により調整）
・バニラパウダー……大さじ１
・ココナッツオイルまたは MCT オイル……大さじ１～２（空腹感により調整）
・ステビアまたはキシリトール（お好みで）

材料をすべてブレンダーに入れ、泡がこんもり上にたまったクリーミーな飲み物になるまでブレンドする。完全無欠コーヒーと同様、ブレンダーが手元になければハンドミキサーで代用可。

スモークサーモンとアボカド“なんちゃって寿司”

短時間で用意できるうえ何時間も猛スピードで頑張れるよう、ヘルシーな脂肪とタンパク質をたっぷり与えてくれる、完全無欠版ファストフード。

急いでいるときの栄養補給として頼りになるランチだ。

・アボカド……１個
・スモークサーモン（北太平洋産のベニザケを探そう）
・海塩

アボカドは１～1.5センチほどにスライスし、スモークサーモンは小片にほぐす。アボカドをサーモンで巻き、塩を振る。

スモークサーモン・バターのおつまみ

これも時間がないとき、さっとつまめる完全無欠版ファストフードだ。職場のキッチンで作って、バターを昼に食べて減量し、かっこいい体型になっていくあなたに困惑する同僚をとくと見るがいい！

- お好みのコンパウンドバター（レシピは付録18ページ）
- スモークサーモン（北太平洋産のベニザケ）
- キュウリ（スライス）……１本
- 海塩

コンパウンドバターを小さじ１サイズに切り分け、各片をサーモンで巻き、キュウリのスライスの上にのせる。味つけに軽く塩を振って、どうぞ召し上がれ！

よくあるクリームチーズとサーモンの手巻き寿司に似ているが、炎症性の食材は使っていない。

完全無欠ポーチドエッグ、緑の野菜炒め添え

ポーチドエッグ（落とし卵。卵を割ってゆでる）は栄養素を保ち、タンパク質を損なわない最高の調理法だ。週末のランチに最適でディナーにもしやすい素晴らしい逸品である。オーガニックの緑色野菜を取りそろえ、予洗し、必要なときに簡単に調理できるようにしておこう。

- お好みの緑の野菜（ケール、スイスチャードなど）……２～３カップ
- 良質の無塩バター（またはギー）……大さじ２
- 海塩
- 生カシューナッツまたは生アーモンド（スライス）……大さじ２
- ポーチドエッグ……２個

鍋に2.5～５センチの湯を張り、野菜を入れて加熱する。野菜がしんなりしたら湯を捨ててバターまたはギーを加え、野菜にしっかり絡ませる。野菜を鍋から取り出し、塩とナッツを振る。卵は黄身を固まらせず、栄養素を壊さないようポーチする。卵をポーチするコツは、湯にりんご酢を大さじ２杯加えること。すると卵が割れずに、渦巻く湯の中心にとどまる。できたポーチドエッグを緑の野菜にのせる。

完全無欠タコサラダ

僕はこれを作るとき肉を余分に用意してもう１食分にするか、翌日の手早いランチとして肉だけ食べるのが好きだ。この満足感を与えてくれる料理は、簡単な夕食にもできる。

■ タコミックス

- グラスフェッドでオーガニックで脂肪分が多い挽き肉……450グラム

- 良質の無塩バターまたはギー……大さじ2
- 生ライム搾り汁……1／2個分
- カイエンペッパー……大さじ1〜2（やや注意食品。敏感な人は使わないで）
- オレガノ（ドライ）……大さじ1
- 海塩（お好みで）

■ サラダ

- スプリングレタス……1カップ
- 赤キャベツ……1／4カップ
- ニンジン（ピーラーで細かく裂く）……2本
- キュウリ（スライス）……1本
- アボカド（スライス）……1／2個
- “クリーミー”アボカド・ドレッシング（付録13ページ）

タコミックスの作り方：中サイズの鍋で挽き肉を弱い中火（120〜160℃）にかけ、徐々に、だが完全に火が通るまでソテー。肉をこんがり焼くのではなく充分加熱することが目的だ。焦げてカラメル色になった肉はおいしいが、食物への渇望をかきたてる。余分な水分を捨て、バターかギー、ライム汁、カイエンペッパー、オレガノ、塩を加える。味つけを工夫したければ、加える調味料を増やそう！

サラダの作り方：レタスから始めてサラダの材料をすべて皿に敷く。タコミックスを適量のせ、アボカド・ドレッシングを振りかける。

完全無欠ミートボール

肉の味が口いっぱいに広がるこの料理はこれだけでランチにしてもいいし、野菜の付け合わせを添えたらディナーにも最適だ。刻んだ生ハーブ（バジル、パセリ、ミント、オレガノ、セージ、ローズマリーなど）を加えて、どれがいちばん好みの味か確かめよう。

- 放し飼い鶏卵……1個
- アーモンドパウダーまたはアーモンドバター……1／4カップ
- 海塩……大さじ1／2
- MCT オイル……大さじ1
- ターメリックパウダー……小さじ1
- チリパウダー……小さじ1
- グラスフェッドでオーガニックの牛、またはラムの挽き肉……450グラム

オーブンを160℃に予熱。卵、アーモンド、大さじ1／2の海塩、MCT オイル、ターメリック、チリパウダーを挽き肉と合わせ、しっかり手でこね、ピンポン球サイズのミートボールに成形する。ホイルをのせた鉄板に並べて、塩を振ってからオーブンに入れ、20〜25分焼く。

完全無欠スープ

地元の農家が直売する旬の野菜や冷蔵庫の残り物を活用する素晴らしい方法だ。大きな鍋で作ってランチに役立てよう。

- お好みの完全無欠な野菜（セロリ、フェンネル、カリフラワー、ブロッコリ、ホウレン草など）……4カップ
- 浄水器の水またはアップグレード骨スープ（付録16ページ）……8カップ

・生ショウガ（皮をむいて刻む）…… 2.5センチ角
・海塩……小さじ1／2
・生オレガノおよび／またはタイムのブーケガルニ
・グラスフェッドでオーガニックの挽き肉……450グラム

野菜を洗ってざっくり刻み、ショウガ、小さじ1／2の塩、オレガノ、タイムを入れた水またはスープで煮る。沸騰したら挽き肉をじかに投入。野菜がしんなりして肉にしっかり火が通ったら火からおろし、適量の塩を振り、食卓へ。

完全無欠オムレツもどき

1日のうちのいつでも素晴らしい食事だが、僕は手早いランチとして食べるのを好む。メンテナンス・モードに入って以後は、完全無欠断続的ファスティングを行なわない日の朝食に最適だ。

・小房に分けた大ぶりのブロッコリ……1個、または刻んだフェンネル……2株、またはサヤインゲン……3カップ（あるいは適宜これらの組み合わせ）
・放し飼い鶏卵（もしあればアヒルの卵）の生の黄身……1～2個
・MCT オイル……大さじ1
・レモン搾り汁またはりんご酢……大さじ1
・生のローズマリー、オレガノ、またはタイム
・海塩

野菜を蒸して、よく水気を切る。その間ブレンダーを熱湯であらかじめ温めておく。野菜が用意できたら湯を捨て、まだ熱々の野菜の2／3をオイルとレモン汁または酢とともにブレンダーに入れ、その直後に卵黄を加える。熱い野菜が卵を“加熱調理”するに任せながら「弱」運転でかき混ぜ、なめらかなソースにする。これを残りの野菜にかけ、ハーブと塩を振って味つけする。

アップグレード・ケール・シェイク

ケールをアップグレードするレシピだ。糖も果物もどんな炭水化物も加えずにとてもおいしくでき、ケールと果物で作るスムージーよりずっと気分を良くできる。タンパク質ファスティングの日にこの熱いシェイクを食べる場合は卵を入れないでおくこと！

・ケール……1束
・炭酸カルシウム……500ミリグラム
・海塩
・お好みのハーブ（オレガノが最高！）
・りんご酢……小さじ1～4（お好みで）
・良質の無塩バター……大さじ2～4
・MCT オイル……大さじ1～2
・放し飼い鶏卵……1個

水1カップほどでケールに火が通るまで（5～7分くらい）蒸す。湯を捨て、粘り気を出したくなければ新たに湯を注ぎ足す。ここに炭酸カルシウム、塩、ハーブ、酢、バター、オイルを加え、とび

きりクリーミーになるまで攪拌する。仕上げのタンパク質強化として、放し飼い鶏の生卵を加え、軽くかき混ぜる。

完全無欠エッグベネディクト

大人気のブランチメニューが、完全無欠版で登場だ。

- ホウレン草……２～３握りほど
- 良質の無塩バター……大さじ１
- 海塩……１つまみ
- 放し飼い鶏卵（柔らかくポーチ）……２個
- 完全無欠オランデーズソース（次のレシピ参照）
- 熟したアボカド……１個

洗ったホウレン草と大さじ１～２杯の水を鍋に入れ、しんなりするまでソテー。水を捨てバターと海塩１つまみを加え、バターが溶けるまでかき混ぜる。このホウレン草を皿に敷き、ポーチドエッグをのせて、オランデーズソースを振りかける。そこへ半分に割ってスライスしたアボカドを添える。さあ、召し上がれ。

完全無欠オランデーズソース

卵との相性抜群の、おいしいクリーミーなソース。お好みのタンパク質や野菜にかけても申し分ない。

- 放し飼い鶏の卵黄……２個
- レモン搾り汁……大さじ１
- 海塩……少量
- カイエンペッパー……少量（やや注意食品。敏感な人は使わないで）
- 良質の無塩バターまたはギー（溶かしておく）……１／２カップ
- 生パセリ……適量（お好みで）

卵黄、レモン汁、塩（と使うならばカイエンペッパー）を高出力ブレンダーに投入し、弱運転で30秒ほど攪拌。溶かしたバターかギーを乳化を促すように、そっと注ぎ入れる。バターまたはギーを加え終えてソースが濃くなったら、できあがり。パセリのトッピングはお好みで。

完全無欠ハッシュポテト

手早く作れるハッシュポテトで、高炭水化物日のランチにもディナーにも適している。さらに栄養価を上げるには、刻んで加熱調理したホウレン草や、さいの目切りのアボカド半個をトッピングしよう。

- 放牧豚ラードまたはベーコン脂……大さじ１～３
- サツマイモ（さいの目切り）……小１本
- ターメリックパウダーまたはおろしたウコンの根……小さじ１
- 海塩……小さじ１／２
- ジンジャーパウダーまたはおろし生ショウガ……小さじ１／２
- 良質の無塩バターまたはギー……大さじ１～２
- 放し飼い鶏卵……２～３個

フライパンでラードを中火にかけ、サツマイモ、ターメリック、塩、ショウガを加え、サツマイモが柔らかくなるまで調理。別のフライパンに中火でバターを溶かし、卵をオーバーイージー（両面焼き半熟）かサニーサイドアップ（片面焼き）に。それをハッシュポテトにのせて黄身を崩し、ポテトに染みこませ食卓へ。

豚わき腹肉《ローストポークベリー》野菜添え

やや時間がかかるが、それだけの価値はあるレシピだ！　日曜のディナーに作って、残りを１週間かけて食べるといい。見つかる限りで最高に良質のポークを使うこと。できれば地元農家の直売が望ましい。それがなければ、グラスフェッドの霜降り牛のロースト肉でもおいしくできる。

- 放牧豚わき腹肉《ポークベリー》……１切れ（450～900グラム）
- 良質のギー（室温。付録19ページ）……大さじ２（半々に分けておく）
- ニンジン（皮をむき、５センチの拍子木切り）……３～４本
- セロリの茎（５センチの拍子木切り）……３本
- フェンネル（６ミリ程度にスライス）……１株
- 生タイム（みじん切り）……大さじ１
- 生セージ（みじん切り）……大さじ１
- ターメリックパウダー……大さじ１（お好みで）
- 海塩
- りんご酢……大さじ１
- MCT オイル……大さじ２

オーブンを160℃に予熱。肉は切らず、皮と脂身に切れ目を入れ、皮の表面にギー大さじ１をすり込む。ロースト用天板でニンジン、セロリ、フェンネル、ギー（すぐ溶ける）、タイム、セージ、ターメリック（使う場合）を軽く混ぜあわせ塩を振る。その上にポークベリーを横向きにのせて、さらに塩を振る。

オーブンに天板をセットし1.5時間ロースト。同量の水とりんご酢を合わせて注いでから、さらに１時間、または肉がほぐれるまでローストをつづける。仕上げに、MCT オイルを野菜に加える。

完全無欠ローストビーフ、芽キャベツ添え

このレシピではスロークッカー（電気煮込み鍋）が必要だ。本書でスロークッカーを「やや注意の調理法」としているのは、これを使うと加熱しすぎるきらいがあるから。それに気をつければ、最小限の労力で完全無欠な料理をたくさん作れる重宝なツールになる。

■肉

- グラスフェッドでオーガニック牛のボトムサーロイン（尻に近い部位）、またはわき腹肉切り身（スカートステーキ）……450グラム
- 海塩……大さじ２
- ターメリックパウダー……大さじ１

- オレガノ（ドライ）……小さじ1
- MCT オイル……大さじ2
- 良質の無塩バター……大さじ3
- りんご酢……大さじ1と1／2

■ 芽キャベツ

- 芽キャベツ（半分にカット）……450グラム
- 良質の無塩バター……大さじ2
- 海塩……小さじ2
- ターメリックパウダー……小さじ2

肉の調理法：牛肉に塩、ターメリック、オレガノをすり込んでスロークッカーに入れ、MCT オイルを上から注ぐ。バターを加えて6～8時間、または肉がほろほろになるまで弱運転で煮込む。肉が仕上がったら、りんご酢を加える。

芽キャベツの調理法：オーブンを150℃に予熱。芽キャベツとバターを天板にのせて塩とターメリックを振り、30～45分焼く。

完全無欠ビーフシチュー

定番の栄養たっぷり料理の完全無欠版だ。心も体も魂も満足させられるだろう。

- 海塩
- グラスフェッドでオーガニックのシチュー用（肩ロース）ビーフ（2.5センチの角切り）……450～900グラム
- 良質のギー（付録19ページ）……大さじ3（分けておく）
- 生ショウガ（皮をむいて薄くスライス）……1かけ（1センチ強）
- ターメリックパウダー……大さじ1
- アップグレード骨スープ（付録16ページ）……3カップ、または水……3カップ＋良質なコラーゲン……大さじ3
- ニンジン（皮をむき、2.5センチの乱切り）……220グラム
- サツマイモ（皮をむき、さいの目切り）……220グラム
- ズッキーニ（半月切り）……大1本
- 無糖ココナッツミルク……2カップ
- 高品質オリーブオイル……大さじ1
- パクチー（みじん切り）

カットした肉に軽く塩を振る。鍋に入れたギー大さじ1～2を強めの中火で加熱し、少し泡立ってきたら肉を重ならないように並べ全面きつね色になるまで焼く。焦がさないよう注意を！　ここで大事なのは肉汁を封じ込めること、加熱調理じゃない。

残りのギーとショウガを加えて香りがたつまで約2分よくかき混ぜる。ターメリックを加えて1分間こまめにかき混ぜる。スープかコラーゲン入りの水と肉を加えて沸騰させ、鍋の側面と底をかきまわして、食材がくっつかないようにする。

火を弱めの中火に落とし鍋ぶたをして、ときどきかき混ぜながら45分～1時間、または肉が柔らかくなるまで煮込む。ニンジンとサツマイモを加えて15分煮る。ズッキーニを加えて、さらに5～10分煮る。ココナッツミルクとオリーブオイルをまわし入れパクチーをあしらって食卓へ。

子羊背肉野菜添え《ローストラムラック》

グラスフェッドのラム（子羊）肉は、地上でも指折りの完全無欠なタンパク源で、ここではシンプルな定番料理でその真価を発揮する。

- 良質のギー（付録19ページ）……大さじ1
- グラスフェッドでオーガニックのラムラック（子羊背肉）……アメリカ産1本（8チョップ分）、またはニュージーランド産2本（計16チョップ分）、約680グラム
- 生のセージ、タイム、オレガノ、ローズマリー（以上みじん切り）、ターメリックパウダー……各大さじ1（お好みで）
- 海塩
- フェンネル（スライス）……2カップ
- セロリ（スライス）……2カップ
- カリフラワー（スライス）……2カップ

オーブンは175℃ほどに予熱。ラムラックにギーをすり込む。脂身の表面に斜めに切れ目を入れ、刻んだハーブと塩を加える。天板に野菜を敷き、脂身を上に向けたラムをのせる。温度計を肉に差し込んで52〜55℃になるまで45分ほど焼く。焼きすぎたり、焦がしたりしないように。

完全無欠豚肩肉ほろほろ煮込み

これもスロークッカーが必要なレシピだ――ひとたびこの料理を味わったら持っていてよかったと思うだろう！　良い供給元から入手できるなら放牧豚の肩肉、でなければグラスフェッドのローストビーフ用肉を使うこと。

- 高品質の放牧豚ベーコン……6枚
- 放牧豚肩肉またはグラスフェッドでオーガニックのローストビーフ用肉……1.8キロ
- 海塩（お好みで）
- オレガノ（ドライ）……大さじ2
- ターメリックパウダー……大さじ1

スロークッカーの底にベーコンを敷き、塩を振りオレガノとターメリックをすり込んだ肉を入れる。肉をパリパリさせたい程度によって14〜16時間、低温で調理。このまま食べてもいいが、すごくおいしくてピリッと風味の効いた、甘酸っぱいバーベキュー味を加えたければ、肉汁に約1／2カップずつのキシリトールとりんご酢を合わせてソースにしよう。

オーブンバーガー

肉に肉を重ねる。これ以上の説明は無用だろう。

- グラスフェッドでオーガニックの牛またはラムの挽き肉……900グラム
- オレガノ（ドライ）……大さじ2
- ローズマリー（ドライ）……大さじ1
- ターメリックパウダー……小さじ2
- 海塩
- 高品質の放牧豚ベーコン……大4枚

オーブンを163℃に予熱。挽き肉をハンバーグ8個分に成形し、ハーブと塩をじかにすり込み、ベーコン半切れずつをの

せる。15〜20分、またはベーコンの表面が黄金色になり、ハンバーグにしっかり火が通るまで焼く。

完全無欠焼き魚

豚肉や牛肉にも使える「香草焼き」だが、僕は特に良質な天然ものの焼き魚を好む。

- 挽いたコーヒー豆……1／4カップ
- バニラパウダー……小さじ1／4
- キシリトール（お好みで）……大さじ3ほど
- ターメリックパウダー……大さじ1
- オレガノ（ドライ）……大さじ1
- 海塩……大さじ2
- マスなど、お好みの完全無欠なタンパク源……450グラム

調味用材料を混ぜ合わせ魚にたっぷりすりつける。160℃で充分に火が通るまで焼く。

カリフラワーとベーコンのマッシュ

このクリーミーでおいしいベーコン味のカリフラワーが食べられれば、もうマッシュポテトが恋しくはならないだろう！

- カリフラワー（小房に分ける）……大1個
- 良質の無塩バター……大さじ4
- MCT オイル……大さじ2
- りんご酢……大さじ1／2
- 海塩
- 高品質の放牧豚ベーコン（弱めの中火で軽く加熱し——脂肪を壊さないよう、カリカリにはしないで——さいの目切りに）……220グラム

カリフラワーを柔らかくなるまで蒸して水を切り、その3／4とベーコン以外の材料を高出力ブレンダーで混ぜあわせる。ベーコンと残りのカリフラワーをまわし入れ、パルス機能（スイッチを入れているあいだだけ回転）を使って、かたまりが残る程度にブレンド。これにベーコンから出た脂（低温で加熱して煙が上がらなかった場合だけ）大さじ1〜2を加えると、すごくおいしくなる。

“チーズ風”カボチャ

この豪華な付け合わせは、量を多めにして高炭水化物日の主菜にもできる。クリーム状に仕上げることで、乳製品抜きでもチーズのようなとろみが出る！

- カボチャ（種を除き2.5センチの角切り）……中1個
- ニンジン（皮をむき2.5センチの乱切り）……中3〜4本
- 良質の無塩バター……大さじ4
- りんご酢……大さじ1／2
- 新タマネギ（4等分にカット）……1個
- MCT オイル……大さじ2〜3
- 海塩

カボチャとニンジンを柔らかくなるまで蒸し、しっかり水を切る。なるべく水分を除く。ほかの材料とともにブレンダ

ーに入れ、なめらかになるまで混ぜあわせる。

野菜のクリームあえ

バターと、ここで使う方法とで、クリームを使わずクリーミーなとろみを野菜に与えられる。お好みのほかの完全無欠な野菜料理にも同じ方法を試してみよう。

- アスパラガス、ブロッコリ、および／またはサヤインゲン……1束
- 良質の無塩バター……大さじ3
- MCT オイル……大さじ2
- りんご酢……大さじ1／2
- フレッシュハーブ（パセリ、パクチー、オレガノ、ディル、セージ、タイムなど、お好みで）
- 海塩

野菜をしんなりするまで蒸す。まだ熱いうちに1／3をブレンダーに入れ、ほかの材料（残りの野菜以外）を加えて、なめらかにクリーム状になるまでブレンド。これを残りの野菜に振りかける。

ターメリックとジンジャー風味の焼きブロッコリ

ターメリックとジンジャー（ショウガ）は、この付け合わせの抗炎症作用をことさら高めている！　直近の食事でハイリスクなものを摂ったあとに、ランチやディナーで大盛りにして食べてほしい。

- 良質の無塩バターまたはギー……大さじ1／2
- レモングラス……1本
- 生ショウガ（皮をむき、みじん切り）……1かけ（2.5センチ）
- ターメリックパウダー……大さじ1
- MCT オイル……大さじ2
- ブロッコリ（小房に分ける）……1株
- 海塩

オーブンを160℃に予熱。中サイズ鍋にバターかギー、レモングラス、生ショウガを加え、弱火にして20〜30秒よくかき混ぜながら、風味がしみ込むまで加熱する。煮詰めないよう注意！　風味がしみ込んだら、ターメリックを加えかき混ぜる。小房に分けたブロッコリにオイルをすり込み、塩を振ってオーブンへ。10分ごとにかき混ぜながら30分焼く。鍋の中身をこして、ブロッコリに振りかけるか、さっと混ぜあわせる。お好みで塩を振る。

ライムと香菜風味のカリフラワー“なんちゃってライス”

ちょうどいい食感を出すにはちょっとコツが要るかもしれないが、おろし金やフードプロセッサーを活用し、カリフラワーをざっくり米の大きさ・形に仕立てよう。魚や肉料理にぴったりの香味をふんだんに使った、付け合わせに最適の料理だ。

- カリフラワー……1株

- 良質の無塩バター……大さじ2
- ライム搾り汁……1個分
- MCT オイル……大さじ2
- パクチー（みじん切り）……2カップ
- 海塩
- 葉タマネギ（みじん切り）……1個（お好みで）

カリフラワーをおろし金でおろすかフードプロセッサーを使い、米のような食感にする。大きなフライパンを中火で熱してバターを溶かし、米状にしたカリフラワーを加える。フライパンがいっぱいになっても、蒸し器のような効果が生じて、かさが減るから心配はない（注意：くれぐれもカリフラワーを焦がさないこと）。よくかき混ぜて、フライパンをあおりながら5～10分、軽く加熱する。

カリフラワーにしっかり熱が通ったら火を止め、ライム搾り汁、オイル、パクチー、適量の塩を加える。フライパンの中で混ぜて均等にし皿に移して供する。（使うなら）葉タマネギをあしらう。

完全無欠サツマイモ・ジンジャー風味スープ

この満足感を与えてくれるスープは、タンパク質ファスティング日のランチやディナーに最適だ。絹のような舌触りのなめらかなスープができるが、もっとゴロゴロした口当たりがよければ、最後のブレンダーを使う工程をアレンジしてもいい。

- MCT オイル……大さじ2
- サツマイモ（皮をむき、1センチ強の角切り）……3カップ
- ニンジン（皮をむき、6～7ミリにスライス）……1と1／2カップ
- ショウガ（おろしたて）……大さじ1
- 水……3カップ
- 海塩……小さじ1／2
- 良質の無塩バター……大さじ2

大きな深鍋を弱めの中火にかけてオイルを熱し、サツマイモ、ニンジン、ショウガを入れて、そのまま2分加熱。水を加え、ふたをして30分または野菜が柔らかくなるまで煮る。塩を振ってかき混ぜる。これをブレンダーまたはフードプロセッサーに移すかハンドミキサーを使って、なめらかになるまで混ぜあわせる。バターを加え、さらに混ぜあわせる。

アップグレード・レタス・サラダ

レタスはタンパク質をほとんど含んでいない。タンパク質ファスティング日に食べるには最高の選択だ。このサラダにほかの野菜を加えてもいいが、タンパク質の含有量が多い野菜もあるので注意を要する。以下は、特にタンパク質が少ないので選んだ材料だ。

- レタス（ざく切り）……1株
- ラディッシュ（薄くスライス）……小1個

・アボカド（スライス）……1／2個
・オリーブ（種を除いて刻む）……1／2カップ
・キュウリ（薄くスライス）……1／2本

好きな材料を選んで、お好みの完全無欠サラダドレッシング（次のレシピ）をかける。

完全無欠サラダドレッシング

以下のドレッシングは、材料をすべてブレンダーに入れて、なめらかにクリーミーになるまで混ぜあわせる。サラダや温野菜、焼きいもにもかけてみよう。

■“クリーミー” アボカド・ドレッシング

・アボカド……1／2個
・MCT オイル……大さじ1～2
・りんご酢……大さじ1
・レモン搾り汁……大さじ1
・キュウリ（スライス）……1カップ
・パクチー（みじん切り）……1／4カップ
・新タマネギ……1個（お好みで）
・海塩

■完全無欠ハニーマスタード・ビネグレット

・りんご酢……1／4カップ
・エクストラバージン・オリーブオイル……1／8カップ
・MCT オイル……1／8カップ
・マスタード（からし）……大さじ1
・生はちみつ……大さじ2

■完全無欠クリーミーバジル・ビネグレット

・アボカド……1／2個
・エクストラバージン・オリーブオイル……1／4カップ
・MCT オイル……大さじ2
・りんご酢……1／4カップ
・生バジルの葉……軽く1つかみ

■完全無欠ランチドレッシング

・完全無欠マヨネーズ（次の次のレシピ）……1カップ
・ディル（みじん切り）……大さじ2
・りんご酢……大さじ1
・ニンニク（みじん切りにし海塩と合わせる）……2かけ
・海塩

材料をブレンダーにかけたあと2～3時間、冷蔵庫で寝かせればできあがりだ。

焼きニンジンフライ

タンパク質ファスティング日の食事や、いつでも好きなときのディナーの付け合わせに最適な一品。

・ニンジン（皮をむき、スティック状に切る）……中6～8本
・良質の無塩バター……大さじ3～4
・海塩

オーブンを160℃に予熱。ニンジンスティックを天板に並べ、好みの柔らかさになるまで焼く。オーブンから出し、バターをからめて塩を振る。完全無欠タンパ

ク質ファスティングでない日は完全無欠マヨネーズ（次のレシピ）をつけて召し上がれ！

完全無欠マヨネーズ

焼きニンジンフライやサツマイモ、好みのどんなタンパク質と合わせてもおいしい。なかなか乳化しなければ、たっぷりのアボカドか卵黄もう1個を加えてみよう。僕はフレッシュハーブも加え風味をつけるのが気に入っている。このマヨネーズはタンパク質を大量に含むので、残念ながらタンパク質ファスティング日には食べられない。

- 卵……大1個
- ピュア・オリーブオイル……3／4カップ
- MCT オイル……1／4カップ
- レモンまたはライム搾り汁……小さじ2〜3
- 海塩……少量

材料をすべてボウルに入れ、卵を底へ沈める。ハンドミキサーで好きな固さになるまで混ぜあわせる。このレシピで約1と1／2カップ分のマヨネーズができる。ゲル化しない場合、アボカド1／2個を加えればてきめんにうまくいく。

完全無欠豆抜きダルカレー

タンパク質ファスティング日や良質の肉が手に入らないときの、おいしいベジタリアン料理。

- バスマティ米（インド産上質米）……2合半
- ニンジン……中4本
- ビート……1個
- スイスチャード……1カップ（葉5枚）
- ブロッコリ……2カップ（大きな房1つ、茎はなし）
- ウコンの根（薄くスライス）……2枚
- ショウガ（薄くスライス）……2枚
- 良質の無塩バターまたはギー……大さじ4
- MCT オイル……大さじ2
- りんご酢……小さじ1／2
- 海塩……小さじ1／2以上
- カイエンペッパー（やや注意食品。敏感な人は使わないで）
- パクチー（みじん切り）

ニンジン、ビート、スイスチャード、ブロッコリをよく洗って、2.5センチ大にカット。高出力ブレンダーがあれば、野菜は大きなかたまりでいいが、小型ブレンダーしかないなら、さいの目切りほどに細かくしておきたい。野菜、ウコン、ショウガを浄水で7〜10分蒸す。野菜は硬めが好みでもフォークが刺さる程度には柔らかくする。ただし加熱しすぎて栄養を減らさないように。すべてブレンダーに入れ、バターまたはギー、オイル、酢、塩小さじ1／2を加え、なめらかな野菜スープ（ダルカレー）になるまで1〜2分混ぜあわせる。

深皿にめいめい半分までライスを盛り、おたまいっぱいのダルカレーを注ぐ。カイエンペッパーを散らし、適量の塩を振

り、パクチーをあしらう。

完全無欠ニンジンとフェンネルの米入りスープ

タンパク質ファスティング日にうってつけの軽くておいしいスープだ。好みで白米を加えれば、満腹感を得られるディナーにも。食感はできるだけサラッとさせたり、具のゴロゴロ感を残したり、いろいろ試してみよう。

- セロリの茎……2本
- ニンジン……900グラム
- フェンネルの球根……中2個
- MCT オイル……大さじ2
- ショウガ（皮をむき、みじん切りに）……1かたまり（5センチ）
- 良質の無塩バター……大さじ2
- 白米……1合（お好みで）

セロリはみじん切り、ニンジンとフェンネルは2.5センチの乱切りに。スープ鍋にオイルを入れて中火にかけ、セロリ、ニンジン、フェンネル、ショウガを加え、材料すべてが混ざりしんなりするまで加熱。水4カップを加えてよく混ぜ、ふたをして中火で40分～1時間煮込み、そのあとハンドミキサーかブレンダーでしっかり混ぜあわせる。バターを加えて、さらに混ぜる。お好みで、炊いた白米を深皿の半分まで入れてスープを注ぐ。

レモンライス

シンプルでおいしい味つけごはんで、タンパク質ファスティング日に食べる付け合わせにも、週1～2回、ディナーの肉料理の付け合わせにするにも最適な一品だ。

- 良質の無塩バターまたはギー……大さじ4（小分けにしておく）
- 白米……2合半～4合
- 海塩
- レモン搾り汁……2個分（必要ならもっと）
- MCT オイル……大さじ1～2
- レモン（4等分に）……1個

バターかギーの半分を深鍋に入れて弱めの中火にかけ、炊いた白米をスプーンで入れてかき混ぜる。塩で味つけしてからレモン汁の3／4を加え、1～5分、よくかき混ぜながら、ほかほかになるまで加熱。バターかギーの残り半分を混ぜながら入れ、さらに1分間加熱。ライスを皿に盛り、レモン汁の残りとオイルをかけ、4等分したレモンを飾りつけて！

焼きいも

これは、完全無欠なトッピングであれこれ彩って傑作を生み出せる、そんなパレットと考えてほしい。ベーコンの代わりに薄切りアボカド、完全無欠マヨネーズ（前ページ）、野菜、挽き肉、バターを

加えてもいい！

・サツマイモ……中3〜4本
・良質の無塩バター……大さじ3〜4
・高品質の放牧豚ベーコン（みじん切り）……大さじ3〜4（お好みで）
・海塩

オーブンを160℃に予熱。サツマイモを洗って乾かす。天板にホイルを敷き、サツマイモの全面にフォークで穴をあけ、大きさに合わせて50〜60分焼く。フォークが通るのを確かめ、焼きあがったらオーブンから出す。縦に切れ目を入れ、両側へ開く。好きな量のバター、ベーコン（使う場合）、塩を加える。

アップグレード・ワカモーレ

僕のお気に入りのレシピの一つ。おいしくクリーミーなうえ、MCT オイルが脳をいっそう活性化し、ふつうのワカモーレよりも長い時間お腹を満たせる。昼食でキュウリやセロリスティックにつけたり、夕食で好みのタンパク質にかけてもいい！　僕はボウルいっぱいでもぺろりと平らげてしまう。

・熟したアボカド……大4個
・MCT オイル……大さじ2〜4（注意：ここではココナッツオイルは風味がアボカドと合わず代用に不適）
・海塩……小さじ2強（お好みで）
・オレガノ（ドライ）……大さじ1
・りんご酢またはライム果汁……小さじ1〜3（お好みで）
・アスコルビン酸（ビタミンC）（お好みで。褐変を防ぐため）

材料全部をごくなめらかになるまでハンドミキサーで混ぜあわせる。パクチーなどのフレッシュハーブを好みで刻んで加え、よくかき混ぜる。

アップグレード骨スープ

スープのレシピで八面六臂《はちめんろっぴ》の活躍を見せる、このブロス（肉・魚・骨などの煮出し汁）。働き盛りの人はハイパフォーマンスを保つヘルシーな動物性脂肪の摂取に活用してほしい！

・ニンジン（皮をむき乱切り）……中3本
・セロリの茎（皮をむき乱切り）……3本
・牛骨……1.1キロ
・ブーケガルニ（オレガノ、ローズマリー、タイム、セージなどからお好みで）……1束
・りんご酢……大さじ1〜2
・海塩

大きなスープ鍋でニンジンとセロリを透き通るまで数分軽く炒め、牛骨とブーケガルニを加えて、水を入れてふたをする。さらにりんご酢を加え、髄からの栄養を引き出す。弱火で（沸騰させないよう）8〜14時間煮込む。好みの色や味になったら牛骨を取り除き、野菜をこし取る。

クリーミーココナッツ“いただき!”アイスクリーム

このパレオ（原始食）ダイエットに優しいレシピは、アイスクリームが必ずしも「こっそり」食べるものとは限らないことを決定的に証明した。このレシピで、もはやアイスクリームは健康食品になったのだ。

- 放し飼い鶏卵（全卵）……4個
- 放し飼い鶏卵の卵黄……4個（上記の全卵に追加して）
- バニラパウダー……小さじ2
- アスコルビン酸（ビタミンC）……1グラム、もしくはりんご酢またはライム搾り汁…… 10滴（お好みで）
- 良質の無塩バター……大さじ7
- ココナッツオイル……大さじ7
- MCT オイル……大さじ3＋小さじ2
- キシリトールまたはエリスリトール……大さじ5と1／2（甘くしたければ最大160グラムまで加えてよい）
- チョコレートパウダー……1／4〜1／2カップ（お好みで）
- 水または氷……1／2カップほど（初めは少なめにして、必要に応じて量を増やす）

水か氷を除く全材料をブレンダーに入れ、柔らかくクリーム状になるまで混ぜあわせる。水か氷を加え、さらによく混ざるまでブレンド。クリーミーなアイスクリームにするには、ヨーグルト程度のとろみをつけるのが理想だ。もっと硬めの氷っぽい食感を残すならば、さらに水を加える。この混合液をアイスクリームメーカーに入れて、スイッチオン。極上の口どけのアイスクリームができあがる。召し上がれ！

完全無欠カップケーキ

長年を費やしたが、僕はとうとう焼き菓子を完全無欠にする方法を見つけた。これはすぐにもこのダイエットであなたのお気に入りの食べ物になるだろう。

- エリスリトールまたはキシリトール、または半々のミックス（これが最高）……大さじ12
- カカオ85％以上のダークチョコレート（みじん切りか薄切りに）……340グラム
- 良質の無塩バター（室温）……3／4カップ
- 海塩
- 卵（室温で、白身と黄身に分けておく）……6個
- バニラエキス……小さじ2以上、またはバニラパウダー……小さじ1
- ココアパウダーまたは極細に挽いたコーヒー豆……小さじ1
- もち粉または白玉粉……大さじ1（入手不可なら省く。米粉／上新粉はザラザラするので使わないように）

オーブンを175℃ほどに予熱。18個のマフィン型に紙カップを敷く。作りたいのが12個なら材料を1／3減らし、24個なら1／3増やす。ブレンダーでエリスリトールおよび（または）キシリトールを粉末にする。摩擦でべとべとしないよう、小刻みに混ぜること。脇に置く。

チョコレートとバターを重い中サイズ

の深鍋で弱火にかけ、こまめに混ぜながら、なめらかになるまで溶かす。火からおろし、よくかき混ぜつつ少し冷ます。脇に置く。

粉末にしたキシリトール／エリスリトール大さじ6、海塩、卵黄6個を混ぜ、ブレンダーで中〜高のスピードで約3分、かなり濃厚で白っぽくなるまで泡立てる。へらで、この卵黄とキシリトールの混ぜ物をまだ温かいチョコレートへたたみ込むように入れていき、バニラ、ココアかコーヒー、もち粉か白玉粉を加える。

別のボウルで卵白を、柔らかい角が立つまで高スピードで泡立てる。それから徐々に、残りのキシリトール／エリスリトール大さじ6を加え、中程度の硬さの角が立つまで泡立てる。卵白をチョコと卵黄のミックスに少しずつ3〜4回に分けて入れる。

カップケーキの紙カップを3／4まで満たしたものをオーブンで11分焼く。焼き皿を回転させて、さらに11分焼いたら出して金網台にのせ完全に冷ます。

ケーキにかけるフロスティング（糖衣）を作りたければ、好きな甘味料に良質のバター、ココアパウダー、バニラを加えよう。

完全無欠ベリーボウル

このシンプルな低糖フルーツの組み合わせは週のどの日にも適した、手軽でおいしいデザートになる。

- ブルーベリー……1／2カップ
- ラズベリー……1／2カップ
- いちご（へたを除き、刻んでおく）……1／2カップ
- レモン搾り汁……1／2個分
- 生バジル（みじん切り）……1／2カップ

ベリーを合わせ、レモンを搾って、かき混ぜる。刻んだバジルをトッピングしてエレガントな仕上がりに。

完全無欠コンパウンドバター

コンパウンドバターは肉や野菜にのせるも良し、熱い料理にさらに満足感を与えるヘルシーな脂肪を加えるため調理に使うにももってこいだ。グルテンフリーのクラッカーに塗って何時間も腹持ちするランチを手早くこしらえることもできる。作り置きをして、あとで使うために冷凍してもいい。どのレシピも、バターを室温にしてからすべての材料を混ぜあわせ、好みで塩を加える。

■ハーブ香るコンパウンドバター

- 良質の無塩バター……1カップ
- お好みのフレッシュハーブ（パセリ、パクチー、オレガノ、ディル、セージ、ローズマリー、タイムなど、みじん切り）……大さじ3〜4
- 海塩

■ ベリーのコンパウンドバター

- 良質の無塩バター……１カップ
- ベリー（ブラックベリー、いちご、またはブルーベリー）……１／４カップ
- シナモン（最高品質のものに限る）……少量
- キシリトールまたは生はちみつ……適量
- 海塩

■ ココアのコンパウンドバター

- 良質の無塩バター……１カップ
- 生ココア（ローカカオパウダー）……大さじ３
- シナモン（最高品質のものに限る）……少量
- キシリトール、ステビア、または生はちみつ……少量
- 海塩

ギー

じつは自家製ギーはとても簡単に作れる。バター500グラムから取れるギーの量は材料の品質によって異なる。安物のバターは大量の水と化学物質を含むからだ。それに対し良質のバターは84％までが脂肪だから、最高品質のバターを使えば、500グラムから約１カップ半のギーができる！

- 良質のバター……500グラム

バターを入れた鍋を弱火でぐつぐつ泡立つまで熱する。泡をすくって捨て、鍋底にタンパク質の層だけを残す。淡いきつね色になるまで、焦がさないよう気をつけて熱する。鍋の中身をガーゼをかぶせたストレーナーでこして、きれいな広口瓶に入れる。